지치지 않는 몸을 만드는 바른 자세 수업

피곤하다면 자세 때문입니다

• 지치지 않는 몸을 만드는 바른 자세 수업 •

피곤하다면 자세 때문입니다

나카노 다카아키 지음 • 서수지 옮김

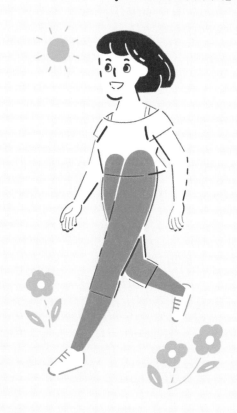

뜨인돌

"매일 제대로 앉고 서고 걷고 있습니까?"

얼굴 한 번 본 적 없는 독자에게 난데없이 질문부터 던지다니, 너무하는 거 아니냐는 독자 여러분의 볼멘소리가 여기까지 들려오는 듯합니다.

'뭐래? 멀쩡하게 잘 살고 있는 사람한테 한다는 질문이….'

이렇게 앉고 서고 걷는 데 별문제가 없다고 생각하는 분이 대부분일 테지만, 그래도 질문에 대해 잠깐만 생각해보면 좋겠습니다.

사람 궁금하게 해놓고 답을 알려주지 않는 건 예의가 아니지만, 질문에 대한 답은 잠시 미루고 제 소개부터 하려고 합니다. 이 책을 통해 한국 독자를 처음 만나 뵙기에 정식으로 인사를 드립니다.

"안녕하세요? 저는 1926년에 문을 연 '나카노 물리치료소'를 물려받아 4대째 운영 중인 도쿄 아오야마 지점 원장 나카노 다카아키라고 합니다. 지금까지 돌쟁이 아기부터 108세 어르신까지 18만 명 이상의 몸과 자세를 치료해왔습니다."

국내외에서 물리치료소를 찾아오는 분들의 이야기를 들으면 성격, 생활 환경, 몸 상태나 피로의 원인이 제각각입니다. 그러나 파고들면 근본적인 원인은 하나, '몸을 쓰는 방식'이 잘못된 것입니다. '본래 타고난 구조대로 몸을 쓰기만' 해도 몸 상태가 회복되는 경우가 많습니다. 이렇게 말하면 과장이라고 생각할 수도 있겠지만 제가 오랜 경험으로 검증해온 사실입니다.

처음 우리 물리치료소를 내원하는 분에게 저는 앉거나 서거나 걸어보라고 요청합니다. 평소의 움직임을 눈으로 확인하는 과정을 거치는 것이죠.

수많은 분들을 만났는데 '제대로 앉고 서고 걷는' 분들은 손에 꼽을 정도입니다. 길에 오가는 사람들을 살펴봐도 제대로 걷는 사람은 백 명 중 한 명 정도이고요. 그래서 처음 던진 질문으로 돌아가서, 함께 답을 생각해보려 합니다.

많은 사람이 '대충' '생각 없이' 앉고 서고 걷습니다. 그러면서 몸에 부담을 주는 동작을 되풀이하지요.

이런 습관이 쌓이면 '피곤한 몸' '컨디션이 나쁜 몸'이 만들어질 수밖에 없습니다.

즉,

아무 생각 없이 서있어서 서있으면 피곤합니다.

아무 생각 없이 앉아있어서 앉아있으면 피곤합니다.

아무 생각 없이 걸어서 걷기만 해도 피곤합니다.

다시 말하면 이렇습니다.
제대로 앉고, 서고, 걷지 못하면

'본래 자신이 가진 힘을 발휘하지 못합니다.'
'몸의 역량을 온전히 활용하지 못합니다.'

이런 상태에서 운동을 하고 식사에 신경을 쓰는 것은 모래 위에 집짓기나 다름없습니다. 최악의 경우 시간과 돈을 들여 열심히 운동을 했는데 오히려 몸이 아플 수도 있어요. 몸이 좋아지라고 한 일이 역효과를 내는 것이죠.
특히 여성은 몸이 유연하고 근육량이 적은 경우가 많아서 몸을 잘못된 방식으로 사용하기 쉽습니다. 게다가 월경과 임신, 출산 같은 라이프 사이클에 따라 호르몬 균형이 깨져 쉽게 피로를 느낍니다.

우리는 매일 종종거리며 바쁘게 살다 보니 피로를 숙명처럼 당연하게 여깁니다. 무리하는 게 일상이 되다 보니 피곤하지 않은 날이 하루도 없고요. 아무리 쉬어도 컨디션이 좋아지지 않습니다. 좋다고 소문난 마사지를 받아도 그때뿐이죠.

'뭐야, 내 이야기잖아?'라는 생각이 드는 여성들을 위해 오늘부터 실천할 수 있는 '몸 사용법'을 소개합니다.

몸을 바르게 쓰는 법을 알고 나면 늘 찌뿌둥하던 몸이 희한하게 개운하고 상쾌해질 것입니다.

여러분의 몸은 오늘이 가장 젊은 날입니다! 몸은 거짓말을 하지 않습니다. 여러분도 달라질 수 있습니다. 그리고 몸이 달라지면 인생도 달라집니다.

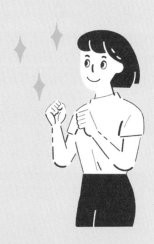

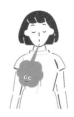
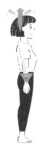

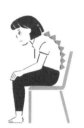

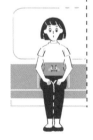

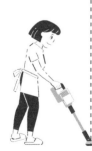

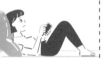
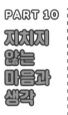

좋은 컨디션이 꾸준히 유지되는 기본&증상별 스트레칭

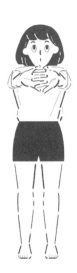
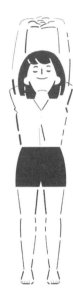

나는 이렇게 앉는다

다리를 꼰다

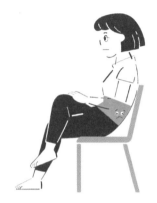

의자에 기댄다

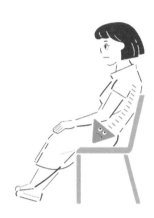

컴퓨터 작업 시간이 길다

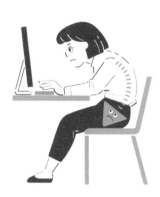

등이 구부정하다

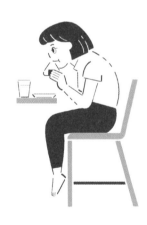

나는 이렇게 걷는다

안짱걸음

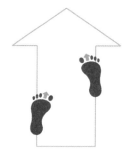

팔자걸음

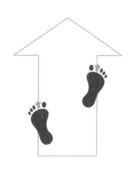

아래를 보며 계단을 오른다

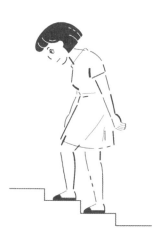

걸으면서 휴대폰을 사용한다

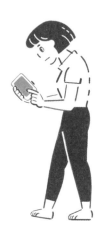

그렇게 몸을 쓰다가는…

이런저런 말썽이
생길 수밖에 없다!

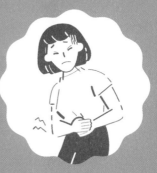

위장병을 달고 산다

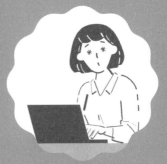

눈이 침침하다

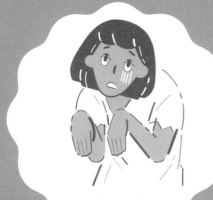

항상 피곤하다

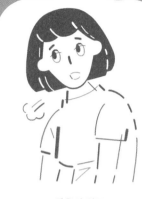

의욕이 없고
매사에 부정적인 생각이 든다

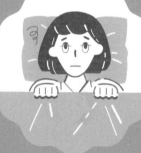

피곤한데
잠이 오지 않는다

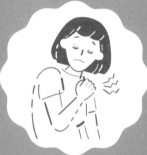

어깨 결림, 요통, 두통에
시달린다

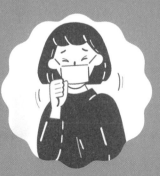

툭하면
감기에 걸린다

왜냐하면…
우리가 몸을 쓰는 방식과 신경이
밀접하게 연관되어 있기 때문이다!

우리 등에는 뇌에서 이어지는 신경 다발이 지나간다.

이들 신경은 등에서 가지처럼 뻗어가

위와 장, 폐, 간, 눈 등 우리 몸 곳곳으로 이어진다.

잘못된 자세가 굳어지면 등을 지나는 중요한 신경들이 눌려

몸에 신호가 원활하게 전달되지 않는다.

일시적이라면 괜찮지만 이런 상태가 계속되면 문제가 생길 수 있다.

컨디션 난조와 피로는 몸의 어느 한쪽이 눌리고

몸을 올바른 방법으로 쓰지 않는 것이 원인일 가능성이 높다.

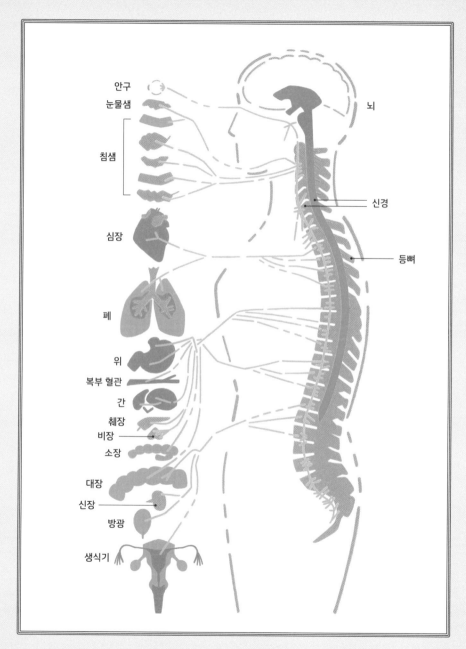

안구
눈물샘
침샘
심장
폐
위
복부 혈관
간
췌장
비장
소장
대장
신장
방광
생식기

뇌
신경
등뼈

올바른 방법으로 몸을 사용하면…

CLOSE-UP!

신경

등뼈

신경이 지나는 길이
활짝 열려있다!

OK

올바른 자세

몸 각 부위에 신호가
원활하게 전달된다.
피로를 모르고 산다!

잘못된 방법으로 몸을 사용하면…

CLOSE-UP!

신경

등뼈

**신경이 지나는 길이
눌려있다!**

NG

잘못된 자세

몸에 신호가 제대로
전달되지 않는다.
쉽게 지친다.

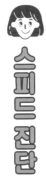
CHECK 1

벽을 등지고 섰을 때
다섯 군데 지점이 벽에 닿나요?
벽과 허리 사이의 공간은 어느 정도인가요?

- 다섯 군데 지점이 모두 닿고 손 하나가 들어간다면?
▶ 몸을 올바른 방법으로 사용하고 있다.

- 한 군데라도 닿지 않는 부분이 있다면?
▶ 오랫동안 잘못된 방식으로 몸을 사용하고 있다. 움직임이 나쁜 근육이나 관절이 있다.

- 손이 두 개 이상 들어간다면?
▶ 사용하지 않는 근육이 있다. 특히 엉덩 관절 주위가 굳어있다.

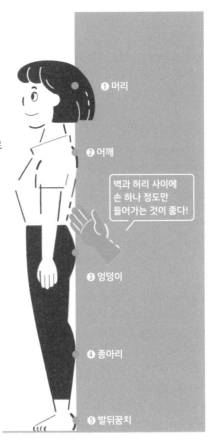

❶ 머리
❷ 어깨

벽과 허리 사이에 손 하나 정도만 들어가는 것이 좋다!

❸ 엉덩이
❹ 종아리
❺ 발뒤꿈치

한 다리로 60초 동안 설 수 있나요?
눈을 감고 한 다리로 30초 동안 설 수 있나요?
※ 중간에 두 번까지는 발이 땅에 닿아도 OK!

- 설 수 있다면?
▶ 몸을 바르게
  사용하고 있다.

- 설 수 없다면?
▶ 평형감각, 근력,
  감각 능력이
  부족할 수 있다.

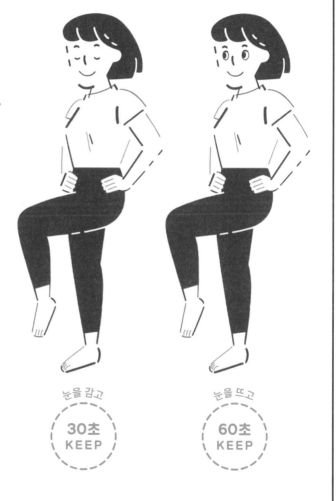

눈을 감고
30초
KEEP

눈을 뜨고
60초
KEEP

- 일어설 수 있다면?
▶ 올바른 방법으로
  몸을 쓰고 있다.
  다리, 특히 허벅지에
  근육이 적당히 붙어있다.

- 일어설 수 없다면?
▶ 몸을 지탱하는 근력,
  특히 다리 근력이
  부족한 상태다.

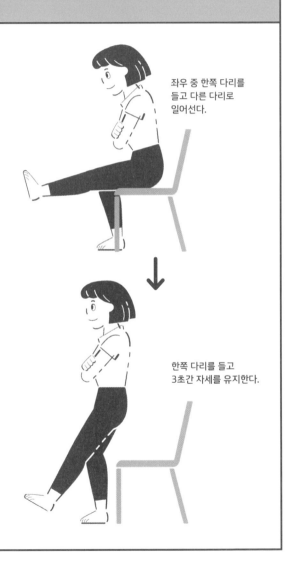

좌우 중 한쪽 다리를
들고 다른 다리로
일어선다.

한쪽 다리를 들고
3초간 자세를 유지한다.

'좋은 컨디션'을 꾸준히 유지하기 위해

몸을 어떻게 사용하느냐에 따라 몸의 컨디션이 달라질 수 있다.
아마 여기까지 읽은 독자라면 대강은 짐작하지 않았을까?
이 책을 읽고 나면 여러분도 달라질 수 있다.
지금부터 소개하는 올바른 몸 사용법을 익히면
컨디션이 나쁘다거나 피곤하다는 말과 이별할 수 있다.
'앉기' '서기' '걷기' 등 기본 동작을 비롯해 다양한 생활 현장에서
활용할 수 있는 방법들을 두루두루 알차게 담았다.
처음부터 끝까지 순서대로 읽을 필요는 없다. 따라 할 수 있는 수준부터
차근차근 시작해보자. 몸을 바르게 사용할수록 컨디션이 좋아질 뿐 아니라
좋은 컨디션을 오래 유지할 수 있다.

 올바른 몸 사용법을 익히면…

- 좋은 컨디션을 유지할 수 있다.
- 쉽게 지치지 않는다.
- 어깨 결림, 요통 같은 증상이 줄어든다.
- 의욕이 생긴다.
- 살이 빠지며 날씬해진다.
- 산부인과 관련 질환이 줄어든다.
- 피부 상태가 개선된다.
- 운동하고 싶은 마음이 생긴다.
- 불면증이 사라진다.
- 휴일에 집에서 소파와 한 몸이 되어 뒹굴던 습관이 없어진다.
- 일상이 한결 편안해진다!

손가락 하나 까딱하기 싫은 날은
기지개만 쭉쭉 켜도 피곤이 사라진다

기지개 동작만으로도 우리 몸은 자연스럽게 바른 위치로 돌아간다.
너무 피곤해서 책장을 넘길 힘도 없을 때는 시험 삼아 기지개를 쭉 켜보자.

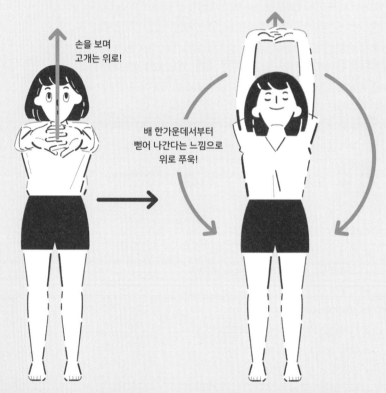

손을 보며
고개는 위로!

배 한가운데서부터
뻗어 나간다는 느낌으로
위로 쭈욱!

1 다리를 어깨너비로 벌리고 양손을 가슴 앞에서
깍지 낀다. 손등을 보며 손과 고개를 위로 들어 올린다.

2 정면을 보면서 몸을 위아래로 늘려준다.
양팔을 좌우로 크게 원을 그리며 내린다.

몸이 바른 위치를 찾으면 사소한 동작들이 한결 수월해진다.
'피곤하다'는 느낌이 들면 바로 기지개를 켜자. 기지개를 켜기 전과 후의 변화를 느낄 수 있을 것이다.

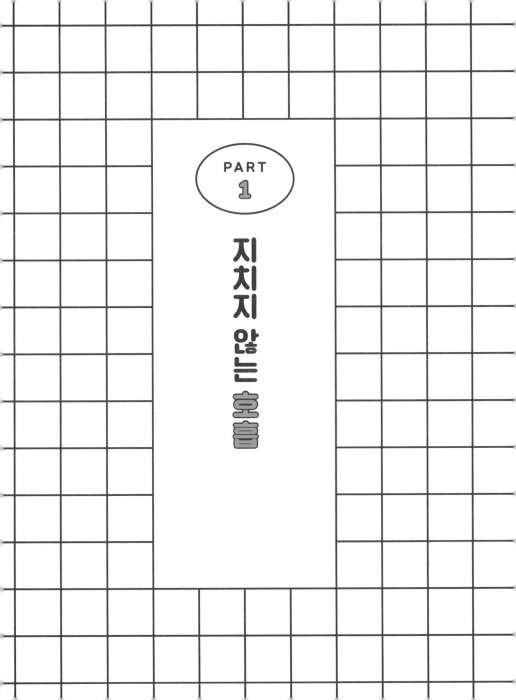

PART
1

지치지 않는 호흡

지치지 않는 호흡

지치지 않는다

심호흡을 한다 하루 한 번 의식적으로

지친다

호흡을 의식하지 않는다

호흡에 신경을
쓰지 못할 때가 많다.

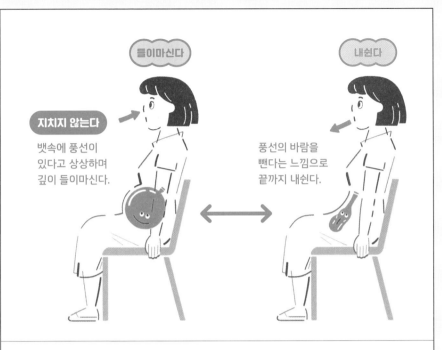

들이마신다

지치지 않는다

뱃속에 풍선이 있다고 상상하며 깊이 들이마신다.

내쉰다

풍선의 바람을 뺀다는 느낌으로 끝까지 내쉰다.

↔

입으로 숨을 쉬면 쉽게 지친다

숨을 코로 들이마시면 뱃속 깊숙이 공기가 도달해 몸이 이완된다. 반면 입으로 호흡하면 호흡이 얕아진다. 호흡을 얕게 하면 몸속에 산소가 부족해져 피로의 원인이 된다.

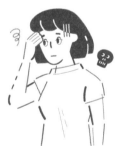

호흡을 깊게 하면 횡격막이 확실하게 움직인다

횡격막은 호흡할 때 사용하는 근육이고 폐의 움직임과도 관련이 있다.

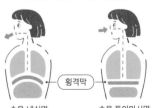

횡격막

숨을 내쉬면 올라간다

숨을 들이마시면 내려간다

꿀팁

호흡으로 컨디션을 관리하자!

호흡은 살아가는 데 꼭 필요한 동작이다. 호흡은 뇌의 지령으로 무의식적으로 이루어지지만 의식적으로 통제할 수 있다. 호흡에 의식적으로 집중하는 연습은 컨디션을 끌어 올리는 첫걸음이며 정말 중요하다.

지치지 않는 호흡

지치지 않는다

내쉬는 숨에
의식을 집중한다

지친다

숨을 얕게 자주 쉰다

숨을 내쉬기만 했는데
신기하게 차분해진다.

지치지 않는다

내쉬는 숨에 의식을
집중하면 호흡이
자연스럽게 깊어진다.

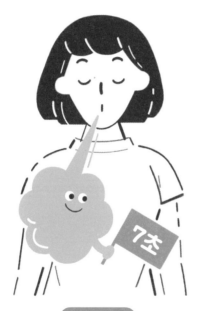

지치지 않는다

피곤할 때는 입을
오므리고 7초에 걸쳐
숨을 내쉰다.

숨을 천천히 내쉬면
자율신경이 안정된다

바쁜 현대인은 스트레스와 관련된
교감신경이 과하게 작용해 자율신
경의 균형이 무너지기 쉽다. 숨을
길게 내쉬면 몸과 마음의 이완을
촉진하는 부교감신경이 작용해 자
율신경의 균형을 바로잡는 효과가
있다.

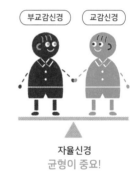

자율신경
균형이 중요!

- -

길게 내쉬었으면
충분히 들이마신다

숨을 길게 내쉬면 신선한 공기를
듬뿍 들이마실 수 있다. 7초 동안
호흡에 집중한다. 수면 상태의 호
흡보다 느린 속도로 호흡하는 것이
좋다.

 꿀팁 숨은 '내쉬고 들이마시는' 행위

호흡의 '호(呼)'는 숨을 내쉰다는 뜻. 아기는 세상에 나올 때 첫울음을 터트리며 숨을 내쉬고, 살아있는
동안 호흡을 계속한다. 숨을 '내쉬는' 과정에 의식을 집중해보자.

지치지 않는 호흡

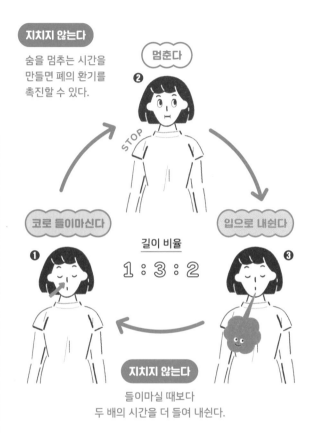

지치지 않는다

숨을 멈추는 시간을 만들면 폐의 환기를 촉진할 수 있다.

멈춘다
❷

STOP

코로 들이마신다
❶

길이 비율
1 ∶ 3 ∶ 2

입으로 내쉰다
❸

지치지 않는다

들이마실 때보다
두 배의 시간을 더 들여 내쉰다.

지친다

호흡을 멈추는 시간이 없다

깊은 호흡이 컨디션을 끌어 올린다!

'들이마신다→멈춘다→내쉰다'의 길이를 1:3:2의 비율로 맞춘다. 예를 들어 5초 들이마시고 15초 멈추고 10초 내쉬는 식이다. (처음에는 3초→9초→6초 정도가 적당하다) 이 과정을 두 번 정도 반복하면 빠르게 호흡할 때보다 폐의 환기를 효과적으로 촉진할 수 있다.

PART

2

지치지 않는 서는 법

지치지 않는 서는 법

지치지 않는다

등을 꼿꼿이 세우고 선다

지친다

곧게 서지 않는다

똑바로 서있는 것
같은데….

지치지 않는다

벽에 등을 붙이고 설 때
다섯 군데가 닿는지
확인한다.

❶ 머리

❷ 어깨

벽과 허리 사이에
손 하나 정도만
들어가는 것이 좋다!

❸ 엉덩이

❹ 종아리

❺ 발뒤꿈치

지치지 않는다

일주일에 한 번은 벽 앞에 서서 자세를 점검해보자.

꿀팁

자신의 옆모습을 사진으로 찍어보자
우리는 스스로 자세가 바를 거라고 생각하지만 사실 잘못된 경우가 대부분이다. 특히 옆에서 본 자세는 스스로 확인하기 어렵기 때문에 다른 사람에게 사진을 찍어 달라고 부탁해 확인하는 방법을 추천한다!

벽에 다섯 군데가 닿지 않는다면 몸이 틀어져 있다는 증거!?

다섯 군데 중에 벽에 닿지 않는 부분이 있다면 몸 어딘가가 틀어져 있을 확률이 높다.

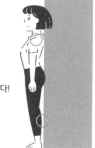

어깨와
종아리가
닿지 않는
사람이
의외로 많다!

벽과 허리 사이는 손 하나가 들어가는 정도가 좋다

손이 두 개 이상이 들어가면 요추 전만(요추가 배 쪽으로 휘어진 상태)이 심하다는 증거다. 요통의 원인이 되므로 주의가 필요하다. 여성은 요추가 안쪽으로 휘는 경향이 있다.

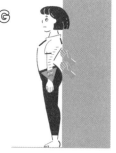

지치지 않는 서는 법

지치지 않는다

귀 뒤를 끌어 올린다는 느낌으로 선다

지친다

서 있을 때 등이 구부정하게 굽는다

귀 뒤를 의식하기만
해도 온몸이 달라진다!

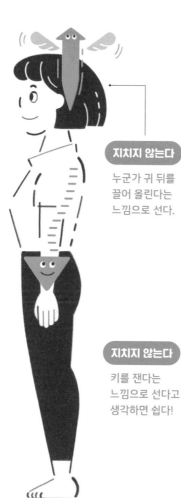

지치지 않는다

누군가 귀 뒤를
끌어 올린다는
느낌으로 선다.

지치지 않는다

키를 잰다는
느낌으로 선다고
생각하면 쉽다!

'귀'가 아니라
'귀 뒤'를 끌어 올린다

귀 뒤에서 1㎝가량 뒤에 있는 딱딱
한 뼈 부분에 의식을 집중한다. 이
것이 올바른 자세로 이끌어주는 비
결이다!

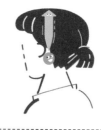

- -

몸이 자연스럽게
바른 위치를 되찾는다

귀 뒤를 끌어 올리면 아래 세 가지
가 동시에 이루어져 몸의 중심이
가운데로 이동한다. 등뼈는 자연스
럽게 S 곡선을 그리고, 몸에 가해지
는 부담도 훨씬 줄어든다.

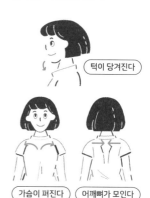

턱이 당겨진다

가슴이 펴진다   어깨뼈가 모인다

꿀팁 틈틈이 귀 뒤를 끌어 올리자!
서있을 때 외에도 걸을 때나 달릴 때, 앉아서 일할 때 등 다양한
일상 동작에서 '귀 뒤를 끌어 올리는 느낌'을 의식하면 자세가
자연스럽게 바로잡히고 좋은 컨디션을 유지할 수 있다.

지치지 않는 서는 법

지치지 않는다

허리를 바로 편다

서있을 때 배 주위를 조이고

지친다

허리가 배 쪽으로 휜다

서있을 때

어느새 허리가
휘어있다!

OK

지치지 않는다

허리가 똑바르다.

NG

지친다

허리가 배 쪽으로
휘어있다.

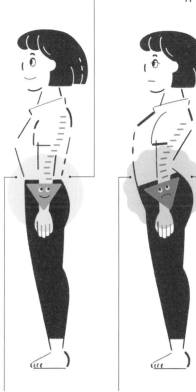

지치지 않는다

배 주위가 꽉
조여져 있다.

지친다

배 주위 근육이
느슨하게 풀어져 있다.

요추 전만의 원인?!

엉덩이를 내밀어 오리 궁둥이처럼
보이는 자세로 서있거나, 너무 오
래 앉아있어 배 주위 근육을 쓰지
않으면 요추 전만이 되기 쉽다. 요
통을 비롯해 갖가지 문제를 일으킬
수 있으므로 주의가 필요하다.

요추 전만이 일으키는 문제

- 볼록 나온 배
- 내장 하수증
- 하체 부종
- 어깨와 등의 결림
- 요통

- -

요추 전만도
'귀 뒤를 끌어 올리는' 방법으로!

39쪽에서 소개한 대로 귀 뒤를 끌
어 올린다는 느낌으로 서면 배 주
위가 당겨지면서 흔히 '코어'라고
부르는 몸의 중심이 바로잡힌다.
이 감각을 꾸준히 의식하면 자연스
럽게 요추 전만을 예방할 수 있다.

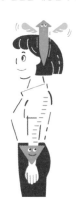

지치지 않는 서는 법

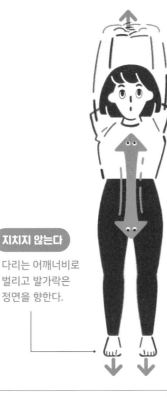

지치지 않는다

양손을 깍지 끼고
손바닥이 천장을
향하도록 쭉 뻗는다.

지치지 않는다

다리는 어깨너비로
벌리고 발가락은
정면을 향한다.

효과를 높이는
기지개 켜는 방법

❶ 다리를 어깨너비로 벌리고
선다. 양손은 가슴 앞에서
깍지 낀다.

❷ 손등을 보면서 손과 얼굴을
위로 향하게 하고 몸을
아래위로 늘린다.

❸ 얼굴은 정면을 보고 양팔을
좌우로 크게 원을 그리며 내린다.

※ 자세한 해설은 150쪽 참조

**지치지
않는다**

수시로 기지개를 켠다

기지개를 켜려면
단전의 힘이 필요하다

기지개를 켜면 배꼽 아래쪽
에 힘이 들어간다. 이 지점
은 우리 몸의 기가 모이는
'단전'이다. 손을 내리고 단
전에 힘을 주는 연습을 하면
바른 자세를 편안하게 유지
할 수 있다.

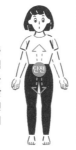

단전

**꿀
팁**

피곤하면 바로
기지개를 켜자

기지개를 켜면 몸의 각 부위
가 제자리로 돌아가 자세가
바로잡힌다. 그리고 기분이
전환되는 효과도 있다. 오래
서있어서 피곤하거나 자세
가 틀어졌다 싶으면 바로 기
지개를 쭉쭉 켜보자.

지치지 않는 서는 법

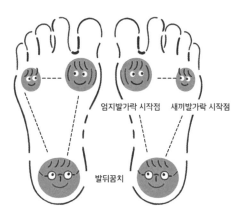

엄지발가락 시작점 　 새끼발가락 시작점

발뒤꿈치

지치지 않는다

지치지
않는다

발바닥의 세 지점을 의식하며 선다

세 지점을 의식하면서 선다.
발뒤꿈치에 체중을 살짝 실으면
몸이 안정된다.

세 지점을 의식하기 힘들면
발끝을 살짝 든다

발가락 다섯 개를 한꺼번에 들어 올린 뒤 엄
지발가락부터 내린다. 이어서 다른 발가락
을 내리면 세 점에 집중할 수 있다.

꿀
팁

다리의 피로는
발바닥에서 시작된다!

세 지점 중 어느 한곳에만 힘
을 실으면 섰을 때 몸이 불안
정해진다. 또 다리가 쉽게 피
로해지고 몸이 틀어지거나
통증이 생길 수도 있다.

지치지 않는 서는 법

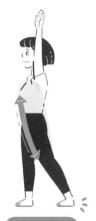

지치지 않는다

한 발을 앞으로 살짝 내밀고 체중을 앞으로 이동한다.

지치지 않는다

팔을 위로 올리고 뒤로 뻗은 다리의 발뒤꿈치를 바닥에 붙이면 온몸을 늘릴 수 있다.

지치지 않는다

흔히 고관절이라고 부르는 엉덩 관절 주변이 늘어난다.

지치지 않는다

오래 서서 일을 한다면 엉덩 관절 주변을 움직인다

지나친 휴식은 피로의 원인!

오래 서있으면 엉덩 관절 주변을 지나는 굵은 혈관의 흐름이 정체되어 피로와 나른함의 원인이 된다. 오래 서서 일을 하다가 휴식할 때는, 계속 앉아있지 말고 골반 쪽에 붙은 근육인 장요근을 적극적으로 움직여야 뭉친 근육이 풀어지고 혈액 순환이 개선되어 피로를 풀수 있다.

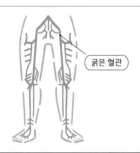

굵은 혈관

언제 어디서든 간단히 할 수 있다♪

지치지 않는 서는 법

지치지
않는다

서있을 때 발가락 스트레칭을 한다

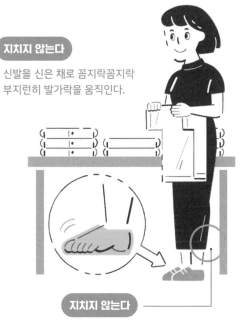

지치지 않는다

신발을 신은 채로 꼼지락꼼지락
부지런히 발가락을 움직인다.

지치지 않는다

종아리 스트레칭 효과도 있어
다리 전체의 피로를 덜 수 있다.

**종아리를 풀어주면
다리의 피로가 줄어든다**

종아리는 '제2의 심장'으로 하반신에
고인 혈액을 심장으로 돌려보내는 펌
프 역할을 한다. 종아리가 뭉쳐 혈액
순환이 정체되면 온몸의 혈액 순환이
나빠지고 피로가 쌓이기 쉽다. 틈틈이
종아리가 뭉치지 않도록 풀어주는 습
관이 피로를 예방해준다.

**자투리 시간에 까치발로
서는 것도 효과 만점!**

- 양치질하면서
- 설거지하면서
- 줄 서서 기다리는 동안
- 지하철 안에서

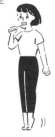

지치지 않는 서는 법

새끼발가락을 의식한다

구두를 자주 신는 사람들은 새끼발가락 근육이 약해지기 쉽다. 새끼발가락이 작아지거나 변형되어 있다면 새끼발가락을 제대로 쓰지 않는다는 증거이다. 새끼발가락에도 확실하게 힘을 주어 걷자.

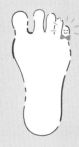

발가락 양말을 신는다

발가락 양말을 신으면 맨발에 가까운 상태를 유지해 서거나 걸을 때 덜 지친다. 발가락이 자유롭게 움직이면 지면을 확실하게 디딜 수 있어서 힘차게 걸을 수 있다. 요즘엔 여성용 발가락 양말을 판매하는 온오프라인 매장이 많아져서 구입하기가 쉽다.

발톱과 피로도의 관계

발 관리는 마음에 여유가 없으면 뒤로 미루기 쉬운 일이다. 발톱이 생각보다 많이 자라 있다면 정신적인 부분을 포함해 지나치게 피로가 쌓이지는 않았는지 생활을 돌아보자.

골프공으로 자극한다

다리가 무거울 때는 골프공으로 발바닥을 부드럽게 마사지하면 피로를 풀 수 있다. 발바닥을 마사지하

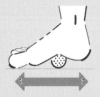

면 혈액 순환이 좋아지고 노폐물도 배출되며 발바닥 감각이 예민해져 바른 자세로 설 수 있게 된다. 골프공이 없다면 단단하고 피부에 상처를 주지 않는 다른 물건을 이용해도 좋다.

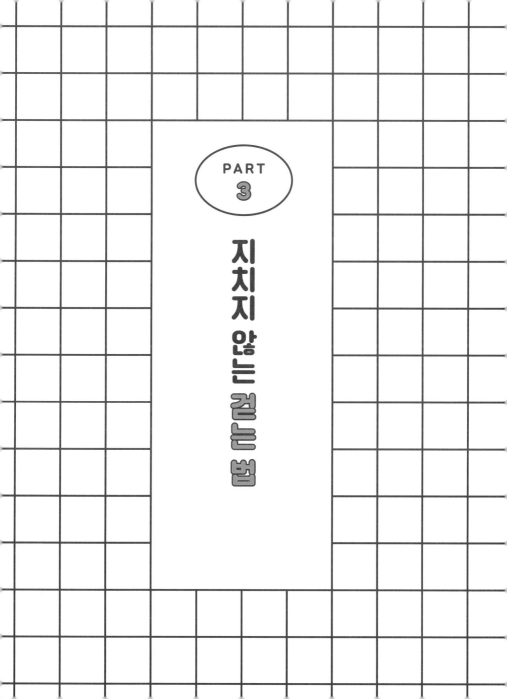

PART
3

지치지 않는 걷는 법

지치지 않는 걷는 법

지치지 않는다

다리가 명치에서 시작된다는 느낌으로 힘차게 걷는다

지친다

다리로만 걷는다

걷기만 했는데도
힘들어.

지치지 않는다

걸을 때도 귀 뒤를
끌어 올린다는
느낌으로!

지치지 않는다

다리가 명치에
시작된다는 느낌으로
움직인다.

귀 뒤를 끌어 올린다는
느낌으로 걷는다

자세가 무너졌다는 느낌이 들
면 이 지점을 의식하자!

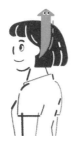

자연스럽게
등이 똑바로 펴진다.

다리는 골반에서
시작되는 게 아니다?!

다리는 장요근이라 부르는 몸
통 근육으로 등뼈와 연결되어
있다. 그래서 명치 부근에서부
터 다리를 움직인다는 느낌으
로 걸으면 다리 본래의 힘을
제대로 발휘하기 쉽다.

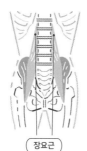

장요근

다리의 시작 지점!

꿀팁
지구력이 가장 뛰어난 생물은 '인간'
인간은 다른 동물과 비교해 장거리를 걸을 수 있는 능력이 뛰어나다.
이족 보행으로 다리를 부드럽게 앞으로 내밀 수 있고 사냥감을 쫓는
과정에서 지구력이 발달하게 되었다.

PART 3 지치지 않는 걷는 법

지치지 않는다

두 번째 발가락을 진행 방향으로 향하고 걷는다

다리가 가늘어지는
효과는 보너스!

지친다

팔자걸음으로 걷는다

안짱걸음으로 걷는다

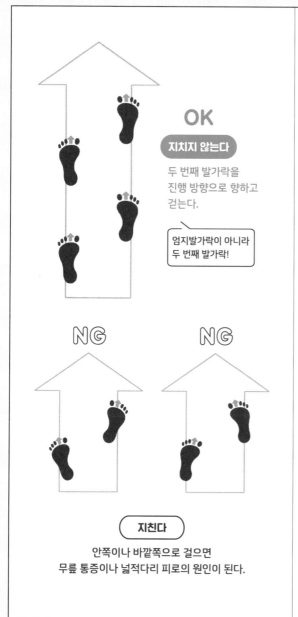

OK

지치지 않는다

두 번째 발가락을
진행 방향으로 향하고
걷는다.

> 엄지발가락이 아니라
> 두 번째 발가락!

NG   NG

지친다

안쪽이나 바깥쪽으로 걸으면
무릎 통증이나 넓적다리 피로의 원인이 된다.

두 번째 발가락이 평행하게

엄지발가락이 아니라 두 번째
발가락을 똑바로 앞으로 향하
고, 좌우 평행하게 걷는 게 핵
심! 안짱다리로 걷는다는 느낌
이 드는 사람도 있겠지만, 그 정
도가 바른 걸음걸이다.

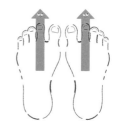

신발 바닥이 알려주는 것

신발 바닥이 왼쪽 또는 오른쪽
만 닳는다면 걸을 때 자세가 무
너졌다는 증거다. 바르게 걸으
면 신발 앞쪽(발가락과 발바닥
이 연결되는 부분)이 닳는다. 바
르게 걷기 위해서는 신발 바닥
상태를 주기적으로 확인하자.

> 이 부분이 닳으면 바르게
> 걷고 있다는 증거!

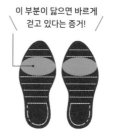

지치지 않는 걷는 법

걸을 때는 상반신을 살짝 기울인다

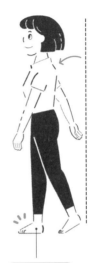

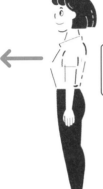

상반신을 살짝 기울이면 다리와 팔에 불필요한 힘이 들어가지 않는다.

지치지 않는다

기울어진 몸을 받치려고 자연스럽게 발이 나간다.

지치지 않는다

등을 똑바로 펴고 앞으로 살짝 기울인다.

다리 힘만으로 걸으려고 하면 피곤해진다

다리 힘만으로 걸으려고 하면 불필요한 힘이 들어가 피곤해진다. 상반신을 살짝 앞으로 기울이기만 해도 다리는 자연스럽게 앞으로 나간다.

NG

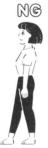

꿀팁

멈춰 서면 자세를 점검하자!

횡단보도에서 신호를 기다리느라 멈춰 섰을 때는 등이 휘어있지 않은지, 허리뼈가 굽어있지는 않은지 자세를 점검할 기회다. 걷느라 피로해져 무너진 자세를 바로잡자.

지치지 않는 걷는 법

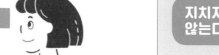

지치지
않는다

진행 방향을 보면서 걷는다

지치지 않는다

시선을 위로 하고,
진행 방향을 바라보고 걸으면
자연스럽게 자세를
바로잡을 수 있다.

아래를 보고 고개를 숙이면
배에 힘이 들어가지 않는다

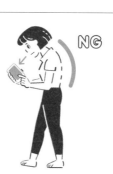

아래를 보고 걸으면 등이 구부정하게 말려 배 주위에 힘이 빠진다. 배에 힘이 들어가지 않으면 몸의 중심이 내려가고 다리가 무거워져 쉽게 피로해진다. 걸을 때는 휴대폰에서 눈을 떼고 고개를 들고 진행 방향을 바라보자.

지치지 않는 걷는 법

출퇴근용과 사무실용 신발을 따로 준비한다

사무실에서

출퇴근길에

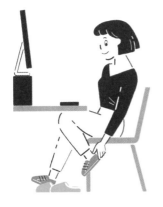

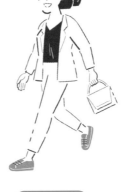

지치지 않는다

사무실 등 실내에서는
발가락을 편하게
움직일 수 있는 신발을 신는다.

지치지 않는다

바닥이 부드러운
신발을 신는다.

바닥이 부드러운
신발을 신어야 덜 지친다

발바닥 움직임에 맞추어 바닥이 부드럽
게 구부러지고 발가락을 움직일 여유가
있는 크기의 신발을 고르자. 또 신발은
너무 무겁지 않아야 한다. 운동화 종류
가 가장 좋다.

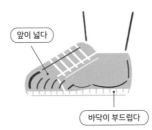

앞이 넓다

바닥이 부드럽다

붐비는 출퇴근길이
한결 가뿐해진다!

지치지 않는 걷는 법

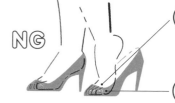

지치지 않는다

끈이 있으면 편하다.

지치지 않는다

발 앞부분에 여유가 있어야
발가락이 바닥을 확실히
디딜 수 있다.

OK

NG

지친다

발등과 신발 사이가 손가락이
들어갈 정도로 헐렁하다.

지친다

앞이 뾰족해서 발가락을
움직일 여유가 없다.

높은 구두를 신으려면
발가락 힘이 필수다

높은 구두를 신으면 까치발
을 들고 있는 상태와 같기
때문에 발가락 힘을 키워야
한다. 발가락 힘을 키우려면
발가락으로 가위바위보 연
습을 해보자.

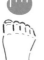

새우 등처럼 등을
굽히지 않도록 주의하자

발뿐 아니라 상반신도 바른 자세
를 유지해야 높은 구두를 신어도
덜 피곤하다. 귀 뒤를 끌어 올리
고 자세를 바로잡으면 높은 구두
를 신고도 편하게 걸을 수 있다.

PART 3

지치지 않는 법

지치지 않는다

명치에서부터
다리를 끌어 올려
계단을 오른다

지친다

다리 힘으로만
계단을 오른다

에스컬레이터만
찾아다녀요.

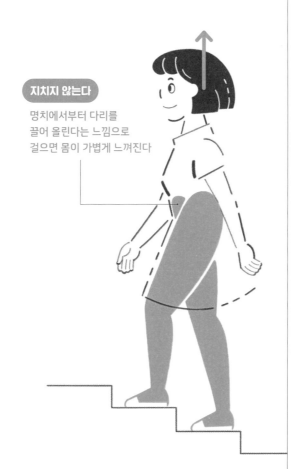

지치지 않는다

명치에서부터 다리를
끌어 올린다는 느낌으로
걸으면 몸이 가볍게 느껴진다

명치에 힘을 빼면
넓적다리가 피곤해진다

넓적다리 근육으로만 계단을
오르려고 하면 다리가 무겁게
느껴지고 쉽게 피곤을 느낀다.

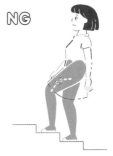

NG

시선이 내려가면
등이 구부정해진다

계단에서는 아래를 보고 걷기
쉽다. 아래를 보면 등이 말리
고 명치에 힘이 들어가지 않는
다. 고개를 들고 앞을 보면서
걷자.

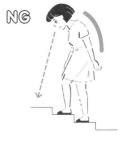

NG

꿀팁
큰 근육을 쓰면 덜 지친다
작은 근육은 큰 근육에 비해 쉽게 지친다. 넓적다리에 너무 의존하지
말고 복부 전체의 큰 근육을 사용해서 걸어야 덜 지친다.

PART 3 — 지치지 않는 걷는 법

지치지 않는다

몸을 기울여 힘을 빼고
슬렁슬렁 달린다

지친다

있는 힘껏 빨리
달리려고만 한다

뜀박질은 질색이야!

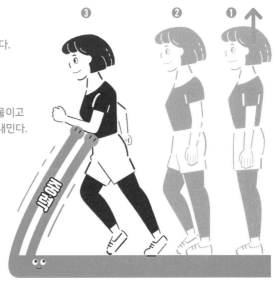

지치지 않는다

❶ 등을 똑바로 펴고 선다.

지치지 않는다

❷ 상반신을 앞으로 기울이고 쓰러질 듯하면 다리를 내민다.

지치지 않는다

❸ 다리에 불필요한 힘을 빼고 중력에 몸을 맡긴다.

중력을 내 편으로 만들면 가볍게 달릴 수 있다

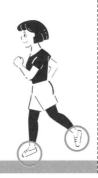

상반신을 앞으로 기울이고 쓰러질 듯하면 다른 쪽 발을 한 걸음 앞으로 내딛는 과정을 반복한다. 이것이 달리기 동작의 기본이다. 이렇게 하면 최소한의 근력으로 달릴 수 있어 쉽게 지치지 않는다.

배 이외의 힘은 불필요하다

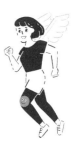

불필요한 힘은 피로의 원인이 된다. '배 주위, 즉 코어 근육 외에는 불필요하다'고 생각하면서 달리자. 안간힘을 써서 뛰려고 하면 온몸에 힘이 들어가면서 무릎 아래로는 힘이 빠진다. 억지로 힘을 주지 않아야 발을 땅에 디딜 때 충격을 줄일 수 있다.

꿀팁

상반신을 기울이면 달리는 속도가 빨라진다

전속력으로 달리려는 사람은 대개 한 발로 지면을 박차며 다른 발로 힘껏 버틴다. 그래서 힘이 들고 피로가 쉽게 쌓인다. 상반신을 앞으로 더 깊숙이 숙이는 것이 빨리 달리는 비결이다. 다리 힘을 덜 사용하기 때문에 속도를 올려도 힘이 덜 든다.

지치지 않는 걷는 법

한 발로 서기

시간이 날 때마다 한 발로 서는 연습을 해보자. 코어 근육을 기를 수 있고 균형 감각도 좋아진다. 계단에서 휘청거리는 사람에게 특별히 더 추천한다.

맨발로 걷기

발바닥의 힘과 감각을 기르기 위해 가끔 맨발로 걸어보자. 바닷가에 나가 모래 위를 맨발로 거닐어도 좋다.

걷기는 필수!

가장 편하고 쉽게 할 수 있는 운동이 걷기다. 빗장뼈(가슴 위쪽에서 양쪽 어깨에 걸쳐 수평으로 나 있는 뼈) 부근에서 팔을 움직인다는 느낌으로 자연스럽게 팔을 흔들며 걸으면 상반신의 운동량도 늘릴 수 있다.

지치지 않기 위해 걷기

걸으면 허리 주위가 자극되어 내장에도 좋은 영향을 준다. 또한 횡격막의 움직임이 활발해지고 호흡도 좋아진다. 걷기는 최상의 컨디션을 유지할 수 있게 해주는 좋은 운동이다.

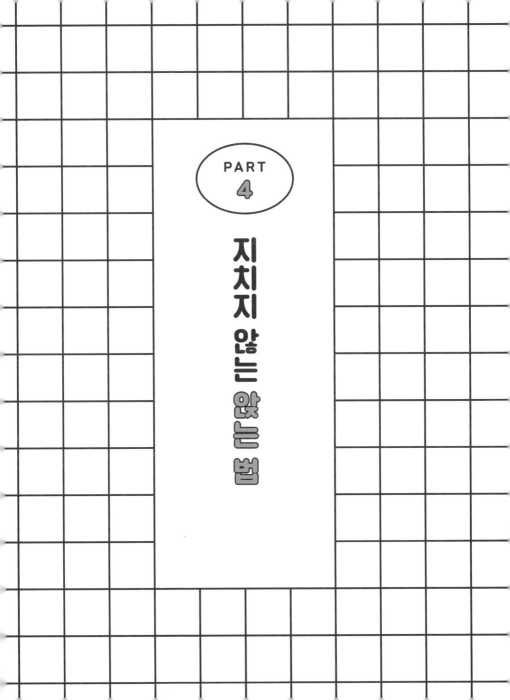

PART
4

지치지 않는 법

지치지 않는 앉는 법

지치지 않는다

등을 쭉 펴고 앉는다

지친다

구부정한 자세로 앉는다

평소에 어떤 자세로 앉아있는지 생각해 본 적도 없다.

지치지 않는다

등을 쭉 펴고 앉는다.

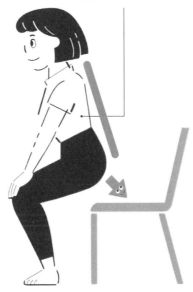

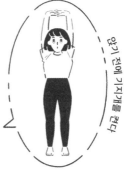

앉기 전에 기지개를 켠다

지치지 않는다

등을 펼 때는 기지개를 켠다.

등이 울퉁불퉁하면
문제가 있다!

앉았을 때 등을 만져보자. 울퉁
불퉁 뼈가 나와 있으면 등이 굽
어있다는 증거다. 이 자세로 계
속 앉아있으면 허리와 어깨에
부담을 주고 등뼈를 통과하는
신경을 눌러 몸에 이상이 생길
수 있다.

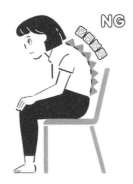

NG

꿀팁

너무 오래 앉아있는
생활은 금물!

인간의 몸은 원래 앉는 것에 적
합하지 않다. 그래서 앉는 자세
는 몸에 부담을 많이 주고 피로
와 컨디션 난조의 원인이 된다.
장시간 계속 앉아있는 생활을
하고 있다면 앉는 시간을 조금
이라도 줄여보자.

지치지 않는 앉는 법

지치지 않는다

앉았을 때 궁둥뼈가 서있다

궁둥뼈를 세우기만 해도
컨디션이 완전히 달라진다!

지친다

앉았을 때 궁둥뼈가 누워있다

NG

지친다

의자에 기대앉으면
궁둥뼈가 무너져 허리에
가는 부담이 커진다!

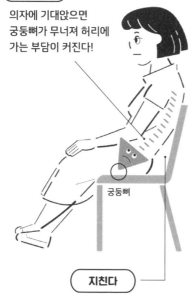

궁둥뼈

지친다

등받이에 기대면 엉덩이가
슬금슬금 앞으로 나와 허리가
뻐근해진다.

OK

지치지 않는다

궁둥뼈를 세우고
의자에 깊숙이 앉으면
허리 주변이 편안해진다.

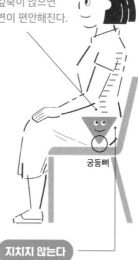

궁둥뼈

지치지 않는다

엉덩이를 등받이 쪽에 딱 붙이고
등은 기대지 않는다.

'궁둥뼈'를 세우고 앉는다

궁둥뼈는 골반 가장 아래에 있는
뼈로 앉았을 때 엉덩이 아래에 손
을 넣으면 딱딱하게 만져지는 부
분이다. 흔히 좌골이라고 부른다.
궁둥뼈가 의자 받침에 닿는다는
느낌으로 앉아야 등이 쭉 펴진다.

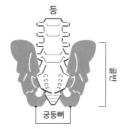

등

골반

궁둥뼈

여기를 세우고 앉는다!

꿀팁

몸통(코어)에 힘이 있으면
등받이가 필요없다

궁둥뼈를 똑바로 세우고 바른
자세로 앉으면 허리 주변에 자
연스럽게 힘이 들어가 등받이에
기대지 않고도 상반신을 편안하
게 지탱할 수 있다. 의자 등받이
는 기대는 곳이 아니라 장식이
라고 생각하는 것이 몸에 좋다.

지치지 않는 앉는 법

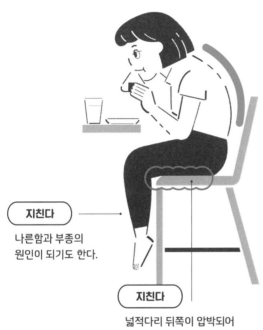

지친다

의자가 높아 바닥에 발이 닿지 않는다

지친다

나른함과 부종의
원인이 되기도 한다.

지친다

넓적다리 뒤쪽이 압박되어
혈액 순환이 나빠진다.

전용 발받침으로 높이를
조정하면 덜 지친다!

OK

발바닥이 닿는 높이

**꿀
팁**

무릎 각도에도 집중!

발바닥이 닿는 높이에 발받침
을 놓는다. 발받침에 발을 올
렸을 때 무릎이 직각으로 구부
러지는 것이 좋다. '발바닥은
바닥에 딱 붙이고' '무릎은 직
각'! 이 두 가지가 바른 자세를
만드는 비결이다.

지치지 않는 앉는 법

지치지 않는다

각도가 생겨
궁둥뼈가 세워진다.

수건 접는 법

지치지
않는다

궁둥뼈 아래에 수건을 접어서 끼운다

지치지 않는다

자동차나 지하철을 탈 때 수건을 접어서
깔고 앉으면 편하다. 궁둥뼈가 바닥에
닿아 아플 때도 유용하다.

조정 가능하다면
의자 받침 앞쪽을
살짝 밑으로 내린다

3~5도

밑으로 내리면
궁둥뼈를 자연스럽게
세울 수 있다.

꿀팁

디자인이 멋진 의자는
자세가 무너지기 쉽다?!

카페 등에서 볼 수 있는 멋진 의자는 등
받이 쪽으로 의자 받침이 기울어지는 디
자인이 많다. 이런 의자는 자세가 무너
지기 쉽고 일어날 때도 힘들다. 이런 의
자에 앉아야 할 때는 궁둥뼈가 무너지지
않도록 엉덩이 아래에 수건이나 머플러,
윗도리를 접어서 깔고 앉으면 편하다.

지치지 않는 앉는 법

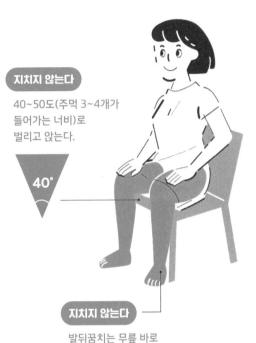

지치지 않는다

40~50도(주먹 3~4개가
들어가는 너비)로
벌리고 앉는다.

40°

지치지 않는다

발뒤꿈치는 무릎 바로
아래에 오도록 한다.

**지치지
않는다**

다리를 살짝 벌리고 앉는다

다리를 모으고 앉아야 할 때는
한쪽으로 다리를 기울인다

지하철 안에서 다리를 모으고 앉을 때는 발끝을
붙이고 한쪽으로 기울이는 자세가 안정적이다.
가끔 좌우 방향을 바꾸고, 장시간 다리를 붙이고
앉는 자세는 피하자.

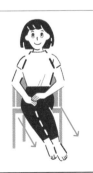

각 잡고 앉은
군인이 된
기분으로!

지치지 않는 앉는 법

지친다

의자에 기대 다리를 꼬고 앉는다.
등을 쭉 펴고 바로 앉으면 다리를 꼴 수 없다.

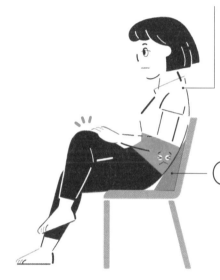

지친다

마의 삼각지대.
이 자세가 요통 등
통증을 일으키는
원인이 된다.

지친다

다리를 꼬고 앉는다

다리를 꼬는 자세가 편하게 느껴지는 건 착각?!

궁둥뼈를 세우지 않고 앉으면 골반이 틀어지기 쉽다. 무의
식적으로 다리를 꼬는 이유는 틀어진 골반을 보정하기 위
해서다. 또 다리를 꼬면 배에 힘이 들어가지 않아 편하게
느껴진다. 다리를 꼬고 편하게 앉는 대가로 근력이 떨어지
고 허리선이 내려가고 엉덩이가 축 늘어진다는 걸 안다면
꼬았던 다리를 바로 풀게 되지 않을까.

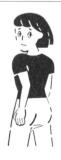

지치지 않는 앉는 법

자리에서 일어날 때는 상반신부터 앞으로 기울인다

지치지 않는다

바른 자세를 유지한 채
상반신을 앞으로 숙인다.

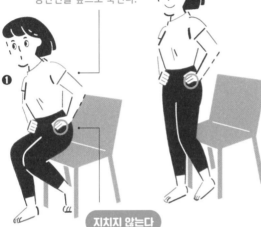

❶ ❷

지치지 않는다

엉덩 관절을 의식하며 자리에서 일어난다.
엉덩 관절에서 다리가 시작되는 부분에
손을 대면 일어서기가 쉽다.

중력을 현명하게 이용하면 '아이고' 소리를
내지 않고 일어날 수 있다

상반신을 기울이면 중력
이 잡아당겨 주는 효과가
있어 다리 힘을 거의 쓰
지 않고 자리에서 일어날
수 있다.

중력

의자를 손으로
가볍게 눌러도 좋다.

수시로 일어나야 할 때는

접수 업무 등에 종사해 일어
날 일이 많다면 약간 높은 의
자에 얕게 앉으면 편하게 일
어날 수 있다.

지치지 않는 앉는 법

지치지
않는다

하루에 한 번은 무릎을 꿇고 앉는다

지치지 않는다

무릎을 꿇고 앉는 자세는 자연스럽게 몸이 세워져 바른 자세를 유지하게 도와준다.

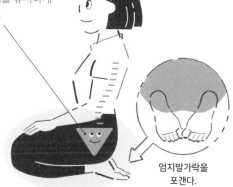

엄지발가락을 포갠다.

지치지 않는다

다리 스트레칭 효과도 있다.

무릎 꿇는 자세가 몸에 좋다고?

다리가 저리면 발끝을 세운다

하루 한 번 정도 무릎을 꿇고 앉으면 근육의 유연성을 기를 수 있다. 물론 오래 앉아있는 건 좋지 않다. 다리가 저릴 때는 엉덩이를 살짝 들고 발끝을 세워 발가락에서부터 발바닥을 늘려주자.

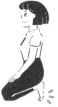

저리면 UP!

꿀팁

무릎을 꿇으면 사용하지 않던 근육의 유연성이 높아진다

요즘은 입식으로 생활을 하기 때문에 넓적다리 앞쪽과 발등에서 발목에 걸친 근육을 늘릴 기회가 적다. 평소 잘 사용하지 않는 근육을 무릎을 꿇고 앉는 자세로 시원하게 늘릴 수 있다.

지치지 않는 앉는 법

지친다

등이 구부정하게 굽으면
가슴이 압박되어
호흡도 얕아진다.

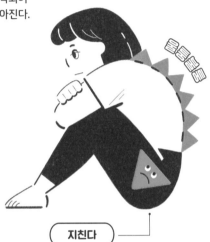

지친다

궁둥뼈가 바로 서지 않으면
배의 힘이 빠진다.

지친다

다리를 모으고 쪼그려 앉는다

양반다리를 하고 앉을 때는 엉덩이 뒤를 높인다

양반다리를 하고 앉는 자세는 얼핏 바른
자세처럼 보인다. 하지만 엉덩이 뒤가
내려가 궁둥뼈가 바로 서지 않고 무너지
기 쉽다. 쿠션 등으로 엉덩이를 높이고
궁둥뼈가 똑바로 세워지도록 조정하는
방법을 추천한다.

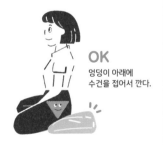

OK
엉덩이 아래에
수건을 접어서 깐다.

세 살 버릇
여든까지 간다!

지치지 않는 앉는 법

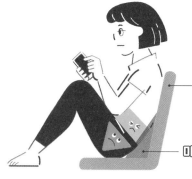

지친다

좌식 의자에 기대면
궁둥뼈가 무너져
등이 구부정해진다.

마의 삼각지대

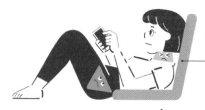

지친다

목이 앞으로
접히며 굽는다.

목, 어깨, 등, 허리에 부담이 크다!

좌식 의자는 되도록 쓰지 않는 게 좋다

좌식 의자는 바닥에 앉아서 쓰기에 편하지만
자주 쓰면 등이 구부정해지기 쉽다. 또 등받이
에 기대면 중간중간 자세를 바꾸기도 어렵다.
좌식 의자는 허리와 등, 목에 부담을 주어 요통
과 어깨 결림의 원인이 되기도 한다. 어쩔 수 없
이 좌식 의자를 사용해야 한다면 등받이에 기
대지 말고 의자 앞쪽에 무릎을 꿇고 앉거나 양
반다리를 하고 앉는 게 좋다.

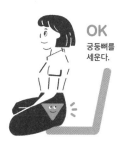

OK
궁둥뼈를
세운다.

지치지 않는 앉는 법

소파는 편하게 눕는 곳

소파는 편하게 쉬기 위해 쓰는 가구다. 소파에서는 바른 자세를 포기하고 잠깐씩 편하게 누워서 쉬는 공간으로 활용하는 게 정답이다. 죄책감을 버리고 편하게 쉬자!

피곤하면 일어나서 선다

같은 자세로 오래 앉아있으면 누구나 피곤하다. 피곤해지면 바로 일어나는 습관을 기르자. 피곤하지 않아도 30분~1시간에 한 번은 일부러라도 자리에서 일어나는 게 좋다.

양반다리 스트레칭

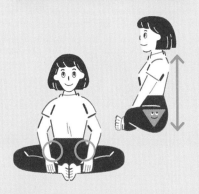

❶ 뻣뻣해진 엉덩 관절 주변 근육을 풀 수 있다.

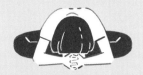

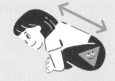

❷ 양반다리로 앉아 발바닥끼리 붙이고 상반신을 엉덩 관절에서부터 숙이면 오래 앉아있어서 뻣뻣하게 굳었던 엉덩 관절 주변 근육이 이완된다. 이때 등은 똑바로 편다. 무릎이 뜨면 엉덩이 아래에 수건을 접어서 깔고 앉는다.

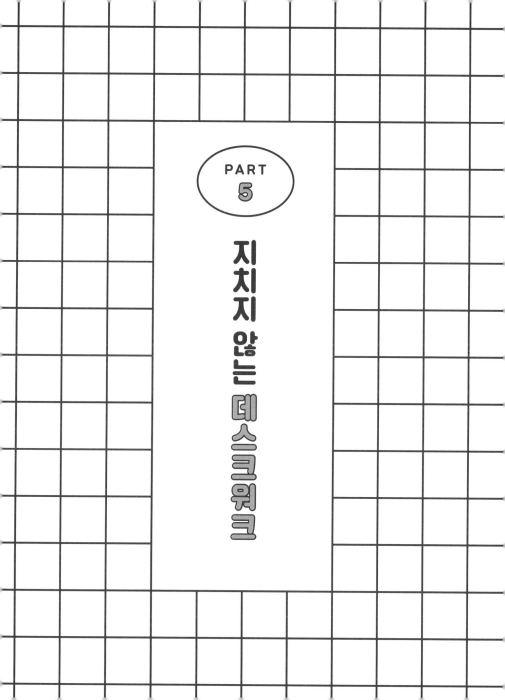

PART

5

지치지
않는
데스크워크

지치지 않는 데스크워크

지치지 않는다

컴퓨터 모니터는
눈높이에 맞춘다

지친다

컴퓨터와 책상에
몸을 맞춘다

컴퓨터 작업이
제일 피곤하다.

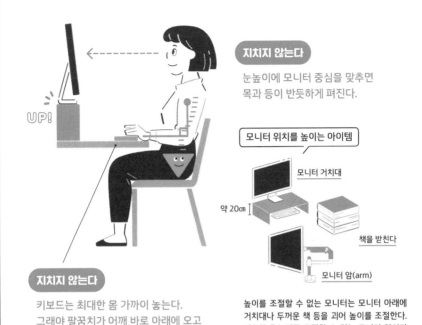

지치지 않는다

눈높이에 모니터 중심을 맞추면
목과 등이 반듯하게 펴진다.

모니터 위치를 높이는 아이템

모니터 거치대

약 20㎝

책을 받친다

모니터 암(arm)

지치지 않는다

키보드는 최대한 몸 가까이 놓는다.
그래야 팔꿈치가 어깨 바로 아래에 오고
가슴이 펴진다.

UP!

높이를 조절할 수 없는 모니터는 모니터 아래에
거치대나 두꺼운 책 등을 괴어 높이를 조절한다.
자유롭게 높이를 조절할 수 있는 모니터 암이라
는 아이템을 사용하면 편리하다.

**모니터가 낮으면
눈높이가 내려간다**

모니터가 낮으면 손과 팔이 모니터
앞으로 바짝 다가가기 쉬워 어깨
결림의 원인이 되기도 한다. 장시
간 컴퓨터 작업을 하는 사람은 업
무 환경을 바꾸는 것이 최상의 컨
디션을 만드는 첫걸음이다.

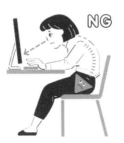

NG

키보드 위치는 '몸 가까이에'

키보드는 팔꿈치가 직각으로 굽을
정도로 몸 가까이 두어야 어깨와
가슴이 자연스럽게 펴진다. 책상
가운데보다 뒤쪽으로 키보드를 놓
으면 몸을 앞으로 숙이게 되어 어
깨가 안쪽으로 말리고 통증이 생
길 수 있다.

**꿀
팁** 노트북 컴퓨터를 쓴다면 무선 키보드를 따로 구입하는 것이 좋다

노트북은 거치대에 올려 눈높이를 맞춘다. 키보드는 무선 제품을 따로 구입해 사용하면 자세가 흐트러지
지 않는다. 노트북으로 작업할 때도 키보드와 마우스는 몸 가까이에 둔다.

지치지 않는다

서서 일하는 시간을 늘린다

지친다

장시간 가만히 앉아서 작업한다

졸음 방지는
보너스!

지치지 않는다

계속 앉아있기보다 서있으려고 한다.

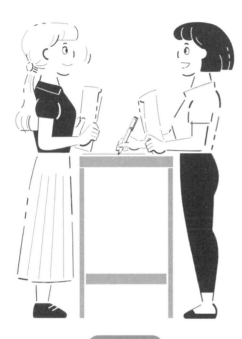

지치지 않는다

한 시간에 한 번은 서서 작업하는 시간을 마련한다.

앉아서 하기 적합한 업무

- 기획서 작성
- 차분하게 생각해야 하는 작업

서서 하기 적합한 업무

- 이메일 등 단순 처리 작업
- 보고나 연락 등 사무적인 미팅
- 자료 읽기
- 새로운 아이디어 내기

서있는 시간을 서서히 늘린다

근력이 부족한 사람은 서서 작업하면 금세 지칠 수 있다. 서있는 시간을 조금씩 늘려야 서있을 때 필요한 근력이 천천히 붙어 편하게 서있을 수 있다. 또 서있는 시간이 길어질수록 골밀도도 높아진다.

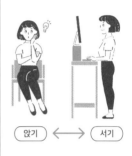

앉기 ⟷ 서기

높이 조절식 책상을 활용하자

좀처럼 일에 시동이 걸리지 않을 때는 서서 작업하면 집중력 스위치가 켜질 수 있다. 레버로 손쉽게 높이를 조절할 수 있는 높이 조절식 책상이 있으면 편리하다.

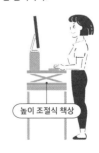

높이 조절식 책상

지치지 않는 데스크워크

지치지
않는다

의자 높이를 조금 바꾸어 본다

지치지 않는다

의자 높이를 바꾸면
자세가 미묘하게 달라져
피로가 한곳에
집중되지 않는다.

지치지 않는다

가끔 의자 높이를 1㎝ 정도
높이거나 낮춘다.

일하는 자세에 변화를 준다

항상 같은 의자에 같은 방식으로 앉아서 일
하면 몸이 그대로 굳어진다. 또 매일 같은
자세를 취하면 자주 사용하는 근육과 잘 쓰
지 않는 근육이 생긴다. 잘 쓰지 않는 근육
이 많아지면 유연성이 떨어져 컨디션이 나
빠지는 원인이 되기도 한다. 평소 몸 전체
를 골고루 사용하려는 노력이 필요하다.

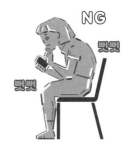

NG

지치지 않는 데스크워크

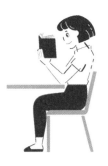

OK

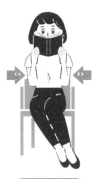

지치지 않는다

지치지 않는다

책을 읽을 때는 얼굴을 정면으로 향한다

지치지 않는다

얼굴을 정면으로
향하고 눈높이까지
책을 들어 올려 읽는다.

지치지 않는다

겨드랑이를 몸에
바짝 붙이면
팔이 안정된다.

지친다

책상에 책을 놓고 읽으면
등이 구부정해지기 쉽다

NG

쿠션 받치기

쿠션이나 담요를 동그랗게 말
아서 팔꿈치를 올리면 편하다.
이때도 등이 굽지
않도록 주의하자.

아래를 보는 작업은 쉬어가면서 해야 한다

고개를 숙이고 작업할 때는 틈틈이 쉬어야 한
다. 가끔 고개를 전후좌우로 기울이면서 뻣뻣
해진 목을 풀어주자.

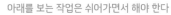

옆   앞   뒤

지치지 않는 데스크워크

지치지 않는다

머리 뒤에 눈이 달렸다는 느낌으로 본다

지친다

눈에 힘을 주어 보려고 한다

시야가
넓어지는 느낌!

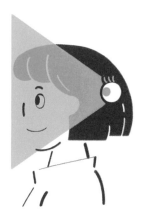

지치지 않는다

머리 뒤에 눈이 달려있다고
의식하고 보면 시야가 넓어진다.

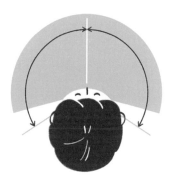

지치지 않는다

힘을 주지 않고 자연스럽게 본다.

눈을 통해 뇌로 본다

눈으로 들어온 시각 정보는 시신
경을 통해 뇌 뒤쪽으로 전송되어
뇌에서 영상으로 인식된다.

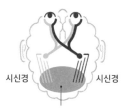

시신경   시신경

화상으로 처리한다

목의 혈류가 눈의 피로에 영향을 준다

목에는 머리, 눈, 귀로 이어지는
신경이 집중되어 있다. 등이 구부
정하고 턱이 앞으로 나와 있으면
목 뒤가 압박된다. 그런 상태로 오
래 있으면 시신경에 악영향을 주
어 눈이 쉽게 피로해진다.

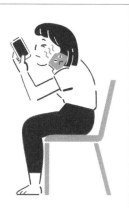

지치지 않는 데스크워크

지친다

눈 표면에 이물질이 부착된 상태이기 때문에
무의식적으로 불필요한 힘이 들어간다.

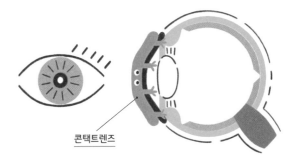

콘택트렌즈

지친다

콘택트렌즈가 각막 표면을 덮어
산소가 부족해진다.

지친다

콘택트렌즈를 장시간 착용한다

**콘택트렌즈는 눈뿐 아니라
뇌에도 긴장을 유발한다**

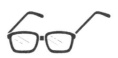

콘택트렌즈를 끼면 눈을 깜빡일 때마다 렌즈가
미세하게 움직이며 초점이 흐려진다. 하루에 수
만 번씩 화상 처리 작업을 수행해야 하는 뇌는
흐려진 초점을 맞추는 업무까지 더해져 녹초가
된다. 또 안경은 제작 단계에서 섬세하게 조정해
사물을 입체적으로 볼 수 있지만, 콘택트렌즈를
끼면 사물이 평면적으로 보인다. 콘택트렌즈 착
용으로 생긴 뇌의 인식과 기능 왜곡이 몸과 마음
의 피로로 이어질 수 있다.

저녁나절이 되면
항상 눈이 뻑뻑하다.

지치지 않는 데스크워크

지치지 않는다

수시로 눈을 쉬게 해주어야 눈의 피로를 예방할 수 있다.

STEP 1
멀리 보기
컴퓨터 화면에서
눈을 떼고 먼 곳을
바라본다.
멀면 멀수록 좋다.

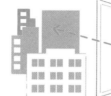
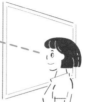

STEP 2
돌리기
눈동자를 돌린다.
오른쪽, 왼쪽으로 돌리는
과정을 반복한다.

STEP 3
누르기
관자놀이와
미간 사이를 누른다.

STEP 4
따뜻하게 데우기
손바닥을 비벼서
적당한 힘으로 눈을 누르면서
숨을 내쉰다.

결림을 예방하는
목 스트레칭

양팔을 머리 위로 올려
최대한 늘리며 심호흡
한다.

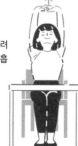

**꿀
팁**

우리는 머리 위를 볼
기회가 적다

책상 앞에 앉아있는 시간이 길
면 목이 뻣뻣하게 굳기 쉽다.
이따금 의식적으로 위를 보며
목의 유연성을 되찾자. 참고로
등이 구부정하게 굽어있으면
위를 볼 수 없다. 고개를 젖혀
위를 보기 전에 등을 늘려주는
스트레칭을 해보자.

지치지 않는 데스크워크

업무 환경 바꾸기

가끔씩 책상이나 다른 가구의 배치를 바꾸면 몸이 한 자세로 굳어지는 일을 방지할 수 있다. 주방 가구들의 배치와 동선도 정기적으로 바꾸어주자.

통화 중에는 시선을 높인다

통화 중에는 시선이 아래로 내려가기 쉽다. 고개를 들고 통화해야 피로를 예방할 수 있다. 핸즈프리 기능이 있는 이어폰 마이크로 통화하는 방법도 추천한다.

컴퓨터 작업은 되도록 짧게!

컴퓨터 작업은 많은 이들의 생활과 건강에 부담을 준다. 컴퓨터 사용 시간을 줄이려는 노력이 필요하다.

카페는 사무실이 아니다

카페 테이블은 대체로 높이가 낮아 등이 굽기 쉽다. 카페는 컴퓨터 작업에 적합하지 않은 공간이다. 꼭 카페에서 작업해야 한다면 최대한 짧은 시간 안에 끝내자.

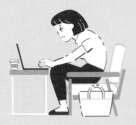

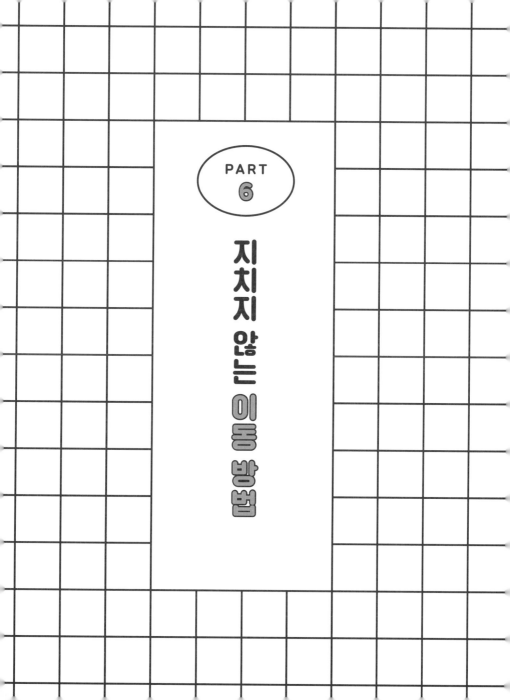

PART
6

지치지 않는 이동 방법

지치지 않는 이동 방법

지치지 않는다

지하철의 흔들림에 몸을 맡긴다

지친다

흔들리는 지하철 안에서 발바닥으로 버티며 서있는다

온몸에 힘이 꽉!

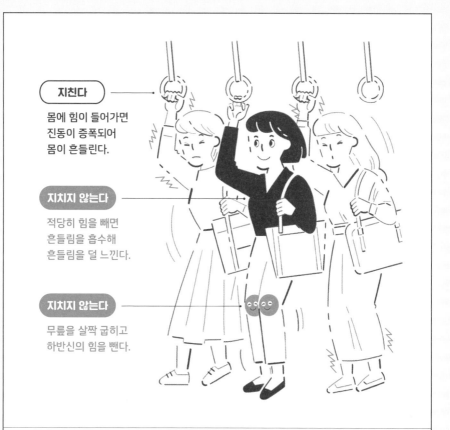

지친다

몸에 힘이 들어가면
진동이 증폭되어
몸이 흔들린다.

지치지 않는다

적당히 힘을 빼면
흔들림을 흡수해
흔들림을 덜 느낀다.

지치지 않는다

무릎을 살짝 굽히고
하반신의 힘을 뺀다.

한쪽 발을 바깥으로 벌리면
안정적인 자세를 유지할 수 있다

발은 어깨너비로 벌리고 한쪽 발끝을 살짝 바
깥으로 향하게 놓으면 자세가 안정된다. 다리
에 무리하게 힘을 주는 것도 방지할 수 있다.

살짝 벌린다

손잡이는 손가락 두 개로 잡는다

등을 쭉 편 바른 자세로 적당히 힘을 빼고 서서 손잡이
는 손가락 두 개로 가볍게 잡아보자. 가운뎃손가락과
넷째 손가락으로 잡는 게 좋다. 그러면 자세를 안정적
으로 유지할 수 있고 다섯 손가락으로 꽉 잡을 때보다
힘이 덜 든다.

NG   OK

지치지 않는 이동 방법

지치지 않는다

지하철을 타면 앉지 않고
스트레칭을 한다

지하철에서 내리면
몸이 가볍다~♪

지친다

지하철을 타면 꼭 앉아서 쉰다

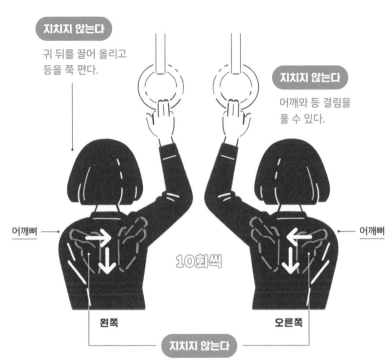

지치지 않는다

귀 뒤를 끌어 올리고
등을 쭉 편다.

지치지 않는다

어깨와 등 결림을
풀 수 있다.

어깨뼈

10회씩

어깨뼈

왼쪽

오른쪽

지치지 않는다

손잡이를 잡지 않은 쪽의
어깨뼈(견갑골)를 안으로 모아 내린다.
이 과정을 좌우 각 10회씩 반복한다.

발끝을 들어 종아리의 피로를 푼다

종아리는 혈액을 심장에 되돌려 보내는 펌프 역할을 한다.
적극적으로 자극해 하반신의 노폐물을 내보내자. 앉아있
으면 피로가 풀리는 것 같지만, 알고 보면 전혀 그렇지 않
다. 혈액 순환이 정체되고 움직임이 제한되어 오히려 피로
가 쌓이기 쉽다.

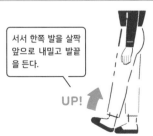

서서 한쪽 발을 살짝
앞으로 내밀고 발끝
을 든다.

UP!

지치지 않는 이동 방법

지치지 않는다

비행기나 버스 안에서
의자를 뒤로 젖히지 않는다

지친다

비행기나 버스 안에서
의자를 뒤로 젖힌다

앉자마자 등받이부터
젖혔는데…!

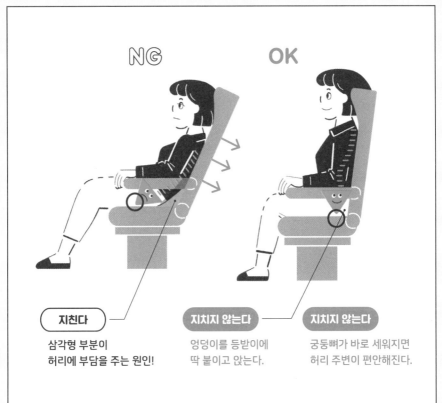

NG

OK

지친다

삼각형 부분이
허리에 부담을 주는 원인!

지치지 않는다

엉덩이를 등받이에
딱 붙이고 앉는다.

지치지 않는다

궁둥뼈가 바로 세워지면
허리 주변이 편안해진다.

등받이를 젖힐 때는
돌돌 만 수건을 끼워
틈을 메운다

장거리 이동으로 등받이를 젖히고
싶을 때는, 수건을 돌돌 말아서 허
리와 등 사이의 삼각형 모양 틈을
메우면 덜 피곤하다.

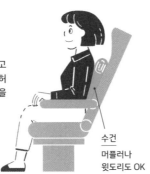

수건
머플러나
윗도리도 OK

자동차 좌석도
깊숙이 앉는 게 편하다

운전 중에도 등받이를 뒤로 젖
히지 않고 궁둥뼈를 세우고 앉
아야 요통을 예방할 수 있다.
처음부터 등받이가 비스듬하게
설정되어 있다면 수건을 말아
서 끼우거나 자동차 전용 보조
시트 등으로 허리를 받쳐주자.

지치지 않는 이동 방법

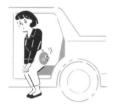

지치지 않는다

등을 똑바로 편 상태에서
엉덩이부터 탄다.

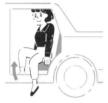

지치지 않는다

다리를 마지막에 집어넣는다.
한쪽 다리씩 집어넣는 것이 좋다.

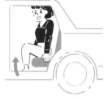

지치지
않는다

엉덩이부터 않는다

자가용이나 택시를 탈 때는

머리부터 집어넣으면 허리를 삘
우려가 있다!

머리부터 승차하면 등
이 구부정해져 허리를
삐는 원인이 되기도
한다.

NG

**꿀
팁**

내릴 때는 다리부터!

몸을 돌려 다리부터 먼저
내린다. 등을 똑바로 편
자세를 유지하면서 상반
신을 기울여 내리면 몸에
부담을 주지 않는다.

지치지 않는 이동 방법

지치지 않는다

명치에서 다리가 시작된다는
느낌으로 다리를 쭉 내민다.

지치지 않는다

보폭을 좀 더 벌리기만 해도
편하게 힙업 운동을
할 수 있다.

벌린다

지치지
않는다

바쁠 때는 보폭을 넓힌다

보폭이 좁은 종종걸음은
피로를 부른다

발끝으로만 걷는 종종걸음
은 피로를 부른다. 무릎 아
래에 불필요한 힘이 들어가
쉽게 피곤해지기 때문이다.
다리가 명치에서 시작된다
고 생각하고 움직이며 역동
적으로 걸어보자.

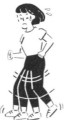

꿀팁

꽉 끼는 치마나 바지는
피로를 유발한다

등을 쫙 펼 수 있으면서
자연스럽게 쪼그려 앉을
수 있는 옷을 고르는 게
좋다. 꽉 끼는 바지나 치
마는 다리의 움직임을 방
해해 걸을 때 피로를 유발
하기 쉽다.

지치지 않는 이동 방법

지치지 않는다

자전거를 탈 때
명치에 힘을 주고
페달을 밟는다

지친다

자전거를 탈 때
다리 힘으로만
페달을 밟는다

페달이 묵직하게 느껴져
금방 지친다.

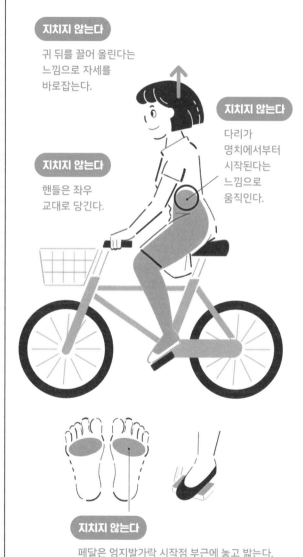

지치지 않는다

귀 뒤를 끌어 올린다는
느낌으로 자세를
바로잡는다.

지치지 않는다

다리가
명치에서부터
시작된다는
느낌으로
움직인다.

지치지 않는다

핸들은 좌우
교대로 당긴다.

지치지 않는다

페달은 엄지발가락 시작점 부근에 놓고 밟는다.

자전거를 탈 때도
등을 구부리지 않도록
주의하자!

등이 굽으면 명치에서부터
다리를 움직일 수 없어 페
달을 힘주어 밟게 된다.

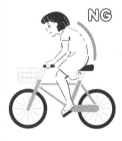

- - - - - - - - - - - - - - - - - - -

안장 높이는 다리 길이로
조절하지 않는다

페달이 가장 먼 위치에 있
을 때 다리를 똑바로 뻗어
페달을 밟을 수 있는 높이
로 안장 높이를 조절하면
효율적으로 페달을 밟을
수 있다. 발바닥이 바닥에
닿는 높이는 너무 낮아 피
로를 유발한다.

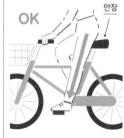

PART
6

지치지 않는 이동 방법

휴대폰 사용 시간은 짧게!

지하철을 타면 고개를 푹 숙이고 휴대폰에 코를 박은 자세로 화면에 몰입하는 사람들을 흔히 볼 수 있다. 고개를 숙이고 휴대폰을 보는 자세는 목에 무리를 주기 때문에 화면을 볼 때는 휴대폰을 눈높이까지 들자. 그리고 휴대폰 사용 시간을 정해놓고 되도록 짧게 사용하는 것이 몸에 좋다.

틈틈이 자세를 확인하자

엘리베이터에는 대부분 거울이 붙어있다. 엘리베이터를 탈 때마다 등이 굽어있지는 않은지 자세를 확인해보자. 또 벽에 등을 대고 다섯 군데 지점이 붙어있는지를 스스로 점검해보자.

이동 중에 토막잠은 금물!

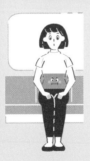

이동 중에 꾸벅꾸벅 조는 사람은 수면 시간이 부족하다는 증거다. 밤에 잠이 오지 않을 수 있으므로 낮잠은 되도록 피하고 밤 수면 시간을 확보하자.

틈틈이 코어 트레이닝

전철이나 버스를 타면, 코로 공기를 들이마시고 참았다가 입으로 내쉬는 호흡을 연습해보자. 역을 이동하는 사이에 이 동작을 반복해보자. 지하철에서 내리면 평소보다 걸음이 가벼워진 느낌이 들 것이다.

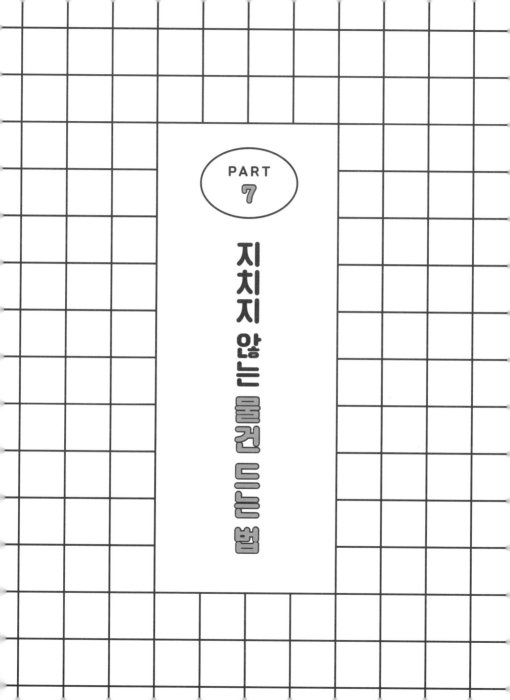

PART
7

지치지 않는 물건 드는 법

지치지 않는 물건 드는 법

지치지 않는다

가방은 몸에 딱 붙인다

지친다

가방을 몸에 붙이지 않는다

같은 양의 짐이라도
가볍게 느껴진다!

지치지 않는다

가장 피로감이 덜한 가방은
뒤로 메는 백팩!

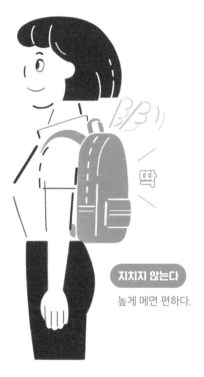

지치지 않는다

높게 메면 편하다.

어깨끈은 되도록 짧게!

백팩 어깨끈이 너무 길면 짐이
흔들려 중심이 뒤로 쏠리기 쉽
다. 어깨끈을 되도록 짧게 조
절하는 것이 좋다.

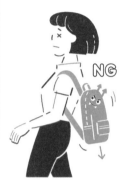

가방은 흔들리지 않게!

등 윗부분은 잘 흔들리지 않는
다. 등 윗부분에 가방을 바짝
붙여서 메면 편하다.

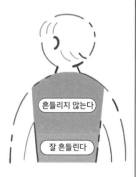

꿀팁
체스트 벨트가 있으면 훨씬 편하다!
무거운 백팩을 메고 다니는 사람에게는 가슴 앞에서 잠그는 체스트
벨트가 있는 제품을 추천한다. 어깨끈이 흘러내리지 않도록 잡아주
고 몸과 가방의 일체감을 높여 흔들림을 방지한다. 그리고 어깨끈 너
비가 넓은 가방을 선택하는 것이 좋다.

PART 7

지치지 않는 물건 드는 법

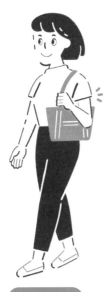

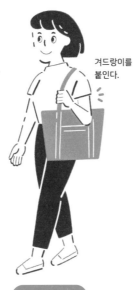

겨드랑이를 붙인다.

지치지 않는다

가방은 옆구리에 낀다

지치지 않는다

가방 끈의 길이는 손을 옆구리 높이에 걸칠 수 있는 정도가 좋다.

지치지 않는다

가방을 어깨에 멜 때는 겨드랑이를 바짝 붙인다.

이렇게 들면 쉽게 지친다!

끈이 너무 길다.

가방이 몸에서 너무 멀리 떨어져 있다.

 NG

팔 힘으로만 든다.

꿀팁 솔더백이나 크로스백의 끈도 너무 길지 않은 게 좋다

솔더백이나 크로스백도 끈이 짧고 몸에 딱 붙는 제품이 편하다. 옛날 책보처럼 등에 완전히 밀착되는 보디백이나 메신저백을 추천한다.

지치지 않는 물건 드는 법

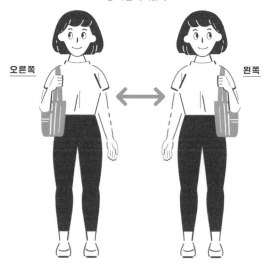

지치지 않는다

이따금 반대로 바꿔 들면
어깨 결림이나 자세가 나빠지는 것을
방지할 수 있다.

오른쪽 ←→ 왼쪽

지치지
않는다

가방은 왼쪽 오른쪽으로
번갈아 가며 든다

가방은 메기 불편한 쪽으로 더 자주 들자

한 방향으로만 가방을 메면 몸에 부담이 갈 뿐
아니라 자세가 굳어지고 좌우 균형이 무너진다.
그래서 메기 불편한 쪽으로 더 자주 메려고 노력
해야 한다. 처음에는 불편해도 점점 익숙해진다.
익숙해지는 순간이 오면 무너졌던 몸의 균형이
바로잡힌 것이다. 토트백이나 핸드백, 여행 가방
도 마찬가지다.

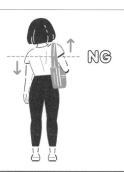

NG

지치지 않는 물건 드는 법

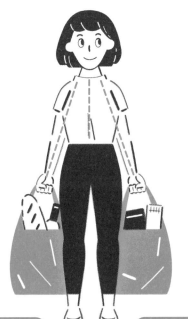

지치지 않는다

장바구니는 두 개로 나누어 든다

지치지 않는다

짐의 양이 많으면
두 개로 나누어 든다.

지치지 않는다

좌우 균형을 맞춘다.

무거운 물건을 살 때는 백팩이 편리하다

짐이 많을 때나 무거운 물건을 살 때는 백팩을
사용하자. 손으로 들 때보다 힘이 덜 든다. 접
을 수 있는 나일론 재질 백팩을 구입해 가지고
다니면 편리하다.

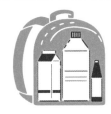

지치지 않는 물건 드는 법

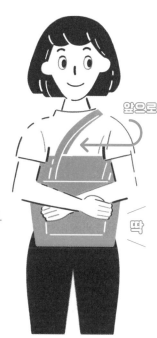

지치지 않는다

등을 똑바로 펴고
배 힘으로 안는다.

지치지 않는다

짐을 가슴 앞에 딱 붙인다.

앞으로

딱

지치지
않는다

힘들면 짐을 가슴 앞에서 안는다

가슴 높이가 들기 편하다

가슴 주위의 골격(늑골) 부분은 걸을 때 잘 흔들리지 않아 가슴 앞에서 짐을 안으면 안정적으로 들 수 있다. 또 양손을 엇갈리게 해서 짐을 안으면 등 근육을 효율적으로 활용할 수 있어 더 가뿐하게 들 수 있다.

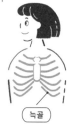

늑골

이 범위 안에서
짐을 안는다.

꿀팁

구간을 정해놓고
가방을 안아서 든다

장시간 어깨와 팔로만 짐을 들면 어깨가 결리거나 가슴 근육을 과다하게 사용해 뻐근한 통증이 올 수 있다. 출퇴근 시간, 내리막길처럼 특정 구간에서는 짐을 가슴 앞에서 안는 습관을 들이면 피로를 줄일 수 있다.

지치지 않는 물건 드는 법

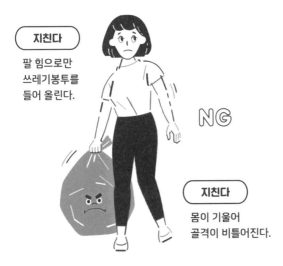

지친다

팔 힘으로만
쓰레기봉투를
들어 올린다.

NG

지친다

몸이 기울어
골격이 비틀어진다.

지친다

무거운 쓰레기봉투를 팔 힘으로만 든다

종이 상자는
옆구리에 끼고 옮긴다

큰 상자 사이에 작은 상자를 접어서
끼우면 부피를 줄일 수 있다. 옮길 때
옆구리에 딱 붙이면 힘이 덜 든다.

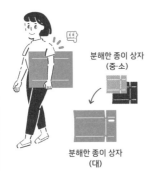

분해한 종이 상자
(중·소)

분해한 종이 상자
(대)

등을 쭉 펴고
배 힘으로 들어야 편하다!

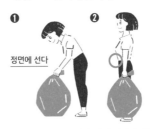

❶   ❷

정면에 선다

❶ 쓰레기봉투 정면에 서서 다리와 몸
통이 만나는 지점에서부터 상반신을
구부려 쓰레기봉투를 들어 올린다.

❷ 최대한 몸을 똑바로 펴고 복근에
힘을 주면서 옮기면 쓰레기가 덜 무겁
게 느껴진다.

지치지 않는 물건 드는 법

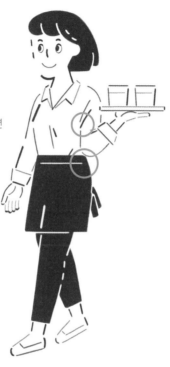

지치지 않는다

옆구리를 조이고
팔꿈치를 몸에 붙이면
흔들리지 않는다.

**지치지
않는다**

쟁반을 들 때는 팔꿈치를 몸에 붙인다

팔꿈치가 몸에서 떨어지면 흔들린다

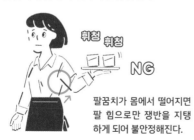

휘청 휘청

NG

팔꿈치가 몸에서 떨어지면
팔 힘으로만 쟁반을 지탱
하게 되어 불안정해진다.

쟁반과 한 몸이
되는 것이 비결!

팔꿈치를 몸에 붙이면
몸과 팔꿈치에서 팔 끝
까지 한 몸처럼 움직인
다. 쟁반과 한 몸이 된다
는 느낌으로 움직이면
흔들리지 않는다. 그리
고 쟁반을 들 때는 등을
똑바로 펴는 것이 좋다.

지치지 않는 물건 드는 법

지치지 않는다

무릎을 굽히고 몸을 숙인 다음

배에 힘을 주고 들어 올린다

지친다

무거운 물건을
갑자기 번쩍 들어 올린다

아야!

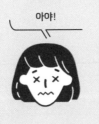

지치지 않는다

등을 쭉 펴야
배에 힘이 들어간다.

허리를 낮춘다.

지치지 않는다

허리를 낮추고
몸을 물건에 가까이 댄다.

지치지 않는다

한쪽 무릎을
바닥에 대면 편하다.

무릎을 쭉 편 채 바닥에 있는
물건을 갑자기 들어 올리려고
하면 허리와 등을 다칠 수 있
다. 또 허리를 삐는 원인이 되
기도 한다. 바닥에 있는 물건
을 주울 때도 마찬가지다. 무
릎을 확실하게 굽히고 허리를
낮추자.

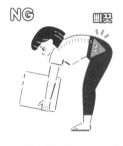

NG 삐끗

등이 구부정하면
물건을 들어 올릴 때
힘이 들어가지 않는다

허리를 낮춰도 등이 구부정하
면 힘이 들어가지 않는다. 등
을 똑바로 펴지 않으면 무거운
짐을 들어 올릴 수 없을 뿐 아
니라, 허리와 등에도 부담이
간다.

NG

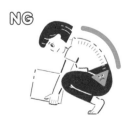

꿀팁

무거운 물건을 부주의하게 들지 않는다!

준비 없이 무거운 물건을 들면 다칠 수 있다. 등을 쫙 펴고 귀 뒤를 끌
어 올린다는 느낌으로 온몸의 자세를 바로잡고 나서 천천히 허리를
낮춘다. 그렇게 하면 배에 힘을 주기 쉽고 허리 부상도 예방할 수 있
다. 그리고 무거운 물건도 가뿐하게 느껴진다.

지치지 않는 물건 드는 법

> **지치지 않는다**
>
> 아기가 가슴 높이에 오도록
> 어깨끈을 조정한다.

> **지치지 않는다**
>
> 허리 벨트는 골반에 멘다.
> (허리가 아니다!)

일체감이 없으면 지친다!

어깨끈이 너무 길면 아기의
무게 때문에 아래로 쏠려 허
리를 다칠 수 있다. 또 아기와
밀착되지 않으면 몸이 힘을
제대로 쓰지 못해 쉽게 피로
해진다.

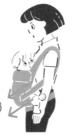

NG

꿀팁

**안는 사람에 따라
길이를 조절한다**

부부가 번갈아 아기를
안을 때는 아기띠를 쓸
때마다 자기 몸에 맞게
조절해야 한다.

지치지 않는 물건 드는 법

지치지 않는다

등을 쫙 펴고 머리 위로 상대방을 끌어 올린다.

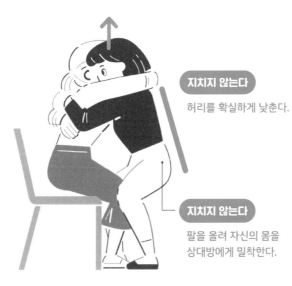

지치지 않는다

허리를 확실하게 낮춘다.

지치지 않는다

팔을 올려 자신의 몸을 상대방에게 밀착한다.

지치지 않는다

다른 사람을 일으켜야 할 때는 몸을 상대에게 밀착한다

억지로 힘으로 안으려다 허리를 다칠 수 있다

허리를 낮추지 않거나 구부정한 자세로 안으면 힘이 잘 들어가지 않는다. 그 자세로 억지로 힘을 줘서 안으려고 용을 쓰면 허리나 등을 다칠 수 있으니 주의하자.

NG
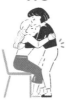

꿀팁 상대방과의 '밀착감'이 핵심!

상대방에게 몸을 밀착하면 팔뿐 아니라 몸통과 등 쪽 힘도 쓸 수 있다. 몸이 불편한 사람이나 어르신을 안아야 할 때는 '밀착감'을 의식하자.

술 취한 사람이나 몸이 불편한 사람을 일으킬 때 편리하다!

지치지 않는 물건 드는 법

쇼핑 카트나 유아차를 밀 때

무언가를 힘을 주어 밀 때는 몸이 앞으로 쏠리기 쉬운데, 이때 허리 부상을 입을 수 있다. 귀 뒤를 끌어 올린다는 느낌을 유지한 채 똑바로 앞으로 밀어야 편하게, 제대로 힘을 쓸 수 있다.

힘을 주기 쉬운 손가락은?

가운뎃손가락과 넷째 손가락이 힘을 주기 쉽다. 두 손가락의 근육이 등까지 연결되어 있기 때문이다. 물건을 들 때는 이 두 손가락에 의식을 집중하자.

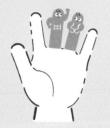

코어 간단 트레이닝

무거운 물건을 가뿐하게 들려면 '코어 근육'이라고 부르는 복근 주위의 힘이 필요하다. 코어 힘을 기르는 동작을 꾸준히 연습해보자.

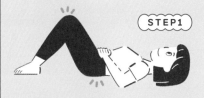

STEP1

위를 보고 누워 양 무릎을 세운다. 허리가 바닥에 닿았는지 확인한다.

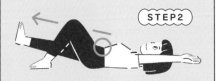

STEP2

양팔을 올리고 한쪽 다리를 천천히 구부렸다가 편다. 반대쪽 다리도 똑같이 반복한다. 코어 근육에 힘이 들어가는지에 집중한다.

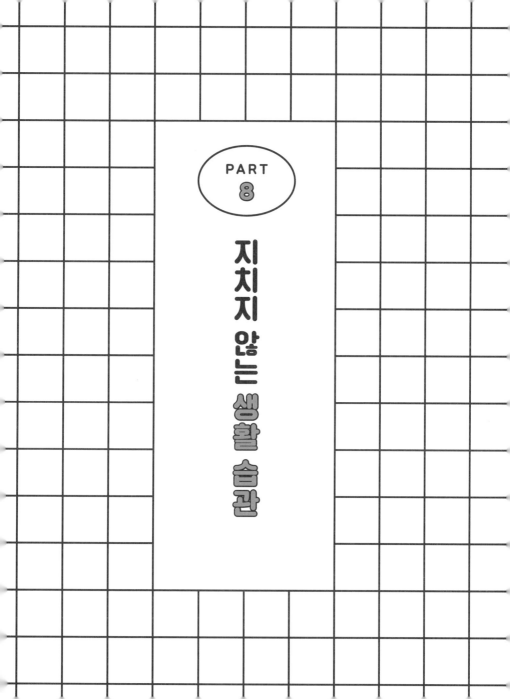

PART

8

지치지

않는

생활 습관

지치지 않는 생활 습관

지치지 않는다

일주일에 30분이라도 운동을 한다

지친다

운동을 하지 않는다

운동해야 한다는
생각은 굴뚝같은데….

지치지 않는다

일단 맨손으로 빨리 걷기부터!

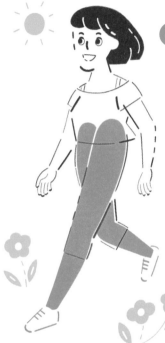

지치지 않는다

운동을 하면
정신적인 피로를
날려버릴 수 있다.

지치지 않는다

근력과 신체 능력이 향상된다.

운동을 해야 덜 피곤하다

체력이 없어서 운동을 못 하는
게 아니라 운동을 하지 않기 때
문에 체력이 없는 것이다. 일주
일에 한 번, 10분이라도 좋으니
몸을 움직여보자. 운동 시간은
서서히 늘리는 게 좋다. 맨손으
로 빨리 걷기처럼 쉬운 운동부
터 시작해보자.

MON	TUE	WED
5	6 걷기 10분	7
12	13 걷기 10분	14
19	20 걷기 10분	21

- -

왜 운동을 해야 할까?

피로에 강한 몸을 만들려면 운
동은 필수다. 하루에 20분 이상
운동할 수 있도록 계획해보자.

운동하면
↓

활동성이 좋아진다.

혈액 순환이 개선되어
부종과 나른함, 결림 같은
피로 증상이 완화된다.

체온이 상승하고
면역력도 좋아진다.

↓
피로에 강한 몸이 된다!

꿀
팁
한 가지 운동만 고집하지 않아도 된다!
운동을 하다가 질릴 때는 운동 종류를 바꾸어도 상관없다. 그러면
기분이 전환되고 다양한 근육을 단련할 수 있다.

지치지 않는 생활 습관

지치지 않는다

턱관절을 의식하면서 먹는다

지친다

무의식적으로 허겁지겁 먹는다

꼭꼭 씹는 습관이
피로를 줄여준다!

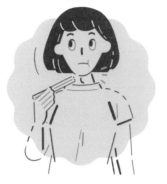

NG

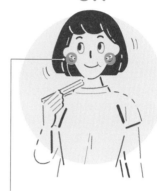

OK

지친다

잘 씹지 않으면
위 건강을 해칠 수 있다.

지치지 않는다

턱관절을 의식하고 확실하게 움직이면
침 분비가 활성화되어 소화력이 좋아지고
속이 편해진다.

턱은 머리뼈에 붙어있다

턱뼈는 귓구멍 바로 앞 두개
골에 매달리듯 연결되어 있다.
씹을 때는 턱관절을 의식하고
확실하게 움직이자.

턱관절 시작점

이 부분을 사용한다는 느낌으로
턱을 움직이자.

침 분비량이
위 건강을 좌우한다?!

꼭꼭 씹어 먹어야 위의
피로를 덜 수 있다. 천천
히 식사하면 소화 작용을
하는 침 분비가 촉진되어
위가 부담을 덜 느낀다.
한입에 서른 번씩은 씹는
것이 좋다.

꿀
팁

혈당치가 치솟지 않는 방법으로 식사하자

식사하고 나서 혈당치가 급상승하면 식곤증이 오거나 식후에 피로가 몰려온다. 식후 피로를 예방하려면
먹는 순서가 중요하다. 식이섬유가 많은 음식부터 먹고 그후에 고기, 생선, 콩 같은 단백질 식품을 먹는
것이 좋다. 탄수화물이 많은 밥과 빵, 고구마나 감자 같은 뿌리채소는 시간을 들여 천천히 먹어야 몸에 주
는 부담을 줄일 수 있다.

지치지 않는 생활 습관

지치지 않는다

등을 똑바로 펴고 요리한다

지친다

등을 구부리고 요리한다

손끝을 보면 몸이
앞으로 숙여진다.

지치지 않는다
등은 똑바로 편다.

지치지 않는다
무릎이 많이 튀어나오지 않도록 주의한다.
가볍게 굽혀도 좋다.

발 모양

지치지 않는다
다리와 몸통이 만나는 지점부터 상반신을 굽힌다.

등을 구부리면 요리하기가 쉽지 않다

조리대나 싱크대는 낮은 경우가 많아 일을 하다 보면 등이 굽게 마련이다. 그러면 요통과 어깨 결림이 생길 뿐 아니라 칼질을 할 때 힘을 제대로 쓰기 어렵다.

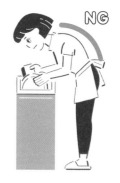

NG

딱딱한 재료는 체중을 실어 자른다

단호박처럼 딱딱한 재료는 체중을 실어 자른다. 그리고 불필요한 힘을 쓰지 않으려면 잘 드는 칼을 사용해야 한다.

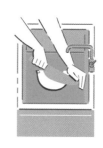

꿀팁 앉아서 일할 수 있는 조리대를 찾아보자
장시간 조리대 앞에 서있으면 힘이 든다. 재료를 많이 손질해야 할 때는 식탁에 도마를 놓고 의자에 앉아서 일하는 방법을 추천한다.

지치지 않는 생활 습관

지치지 않는다

빨래 바구니는 받침대 위에 놓고
가슴 높이에 넌다.

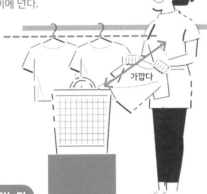

가슴 높이

가깝다

지치지 않는다

빨래 건조대와 빨래 바구니는
최대한 가깝게 둔다.

빨래 바구니는 바닥에 놓지 않는다

빨래 바구니를 바닥에 두면 허리를 숙여
서 빨랫감을 집는 동작을 반복하게 되어
허리에 부담을 주게 된다. 의자나 받침대
위에 올리면 편하다.

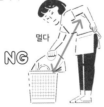

멀다

NG

**빨래 너는 위치가
너무 높으면 힘이 든다**

올려다보는 자세를 오래 유지하면
목과 어깨에 부담을 준다. 건조대
가 너무 높으면 높이를 조절하자.

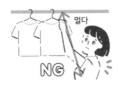

멀다

NG

지치지 않는 생활 습관

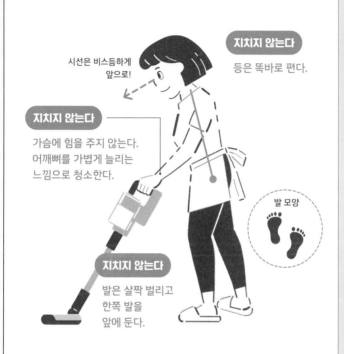

시선은 비스듬하게 앞으로!

지치지 않는다
등은 똑바로 편다.

지치지 않는다
가슴에 힘을 주지 않는다.
어깨뼈를 가볍게 늘리는
느낌으로 청소한다.

발 모양

지치지 않는다
발은 살짝 벌리고
한쪽 발을
앞에 둔다.

지치지 않는다

청소기를 돌릴 때도 등을 짝 편다

힘을 주며 밀지 않아야 청소가 편해진다!

팔 힘으로 청소기를 밀지 않는 게 좋다. 어깨뼈에서
팔을 뻗어 상반신 전체를 사용해서 힘을 빼고 자연
스럽게 움직이자. 바닥에만 집중하면 등이 구부정
해져 허리가 아플 수 있으니 주의하자.

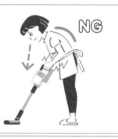

NG

꿀팁 무거운 청소기 본체는 몸 옆에 붙여서 든다
계단 청소를 할 때처럼 청소기 본체를 들어 올려야 할 때는 본체를 허리 옆(골반)
에 붙여 몸과 하나가 된다는 느낌으로 들어야 편하다.

지치지 않는 생활 습관

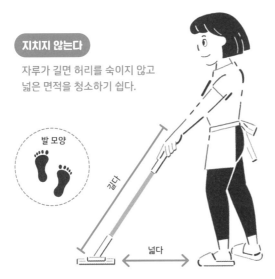

지치지 않는다

자루가 길면 허리를 숙이지 않고
넓은 면적을 청소하기 쉽다.

발 모양

길다

넓다

밀대 청소기 고르는 법

● 자루 길이가 1m가량인 제품이 좋다.
● 자루가 굵고 탄탄한 재질이어야 힘을 덜 들이고 슬렁슬렁 밀 수 있다.

부직포 청소기 같은 밀대 청소기는 자루가 긴 제품을 선택한다

지치지 않는다

한쪽 손으로 버티면서
안쪽까지 청소기를 밀어 넣는다

식탁이나 침대 안쪽을 청소할 때는 무심코 허리를 숙이기 쉽다. 등을 똑바로 펴고 한 손으로 몸을 받치면서 허리 높이를 확실하게 낮춘 다음 청소기를 안쪽으로 쑥 밀어 넣어 청소한다.

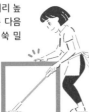

자루 길이가 짧으면
무심코 허리를 숙이게 된다

허리를 숙이면 요통의 원인이
된다.

NG

좁다

지치지 않는 생활 습관

지치지 않는다

걸레질은 세로 방향으로(앞뒤로) 한다.

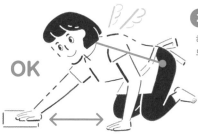

지치지 않는다

허리를 확실하게 낮추고 무릎을 꿇는다.

OK

지치지 않는다

허리를 쭉 편 뒤 다리와 몸통이 만나는 지점에서부터 상반신을 굽힌다.

지친다

손힘으로만 걸레질을 한다.

지친다

무릎을 바닥에 대지 않고 등을 굽혀서 걸레질을 한다.

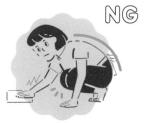

NG

좌우로 걸레질을 할 때는 어깨뼈를 움직인다

어깨 관절에 가해지는 부담을 고려해 앞뒤로 움직이는 걸레질 방법을 추천한다. 좌우로 움직여야 할 때는 등의 어깨뼈를 크게 움직인다는 느낌으로 걸레질을 해야 움직이기 편하고 어깨도 덜 뻐근하다.

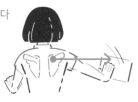

지치지 않는 생활 습관

지치지 않는다

배 힘을 쓰면 발끝이 안정된다.

지친다

배 힘이 빠지면 불안정하게 흔들린다.

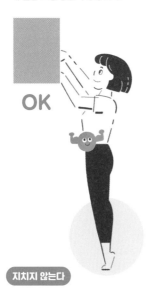

OK

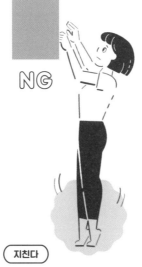

NG

지치지 않는다

팔은 어깨뼈에서부터 든다

지친다

허리가 쑥 들어가는 자세가 되면
요통이 생길 수 있다.

지치지 않는다

발뒤꿈치를 들고 설 때는 배에 힘을 준다

작업 시간이 길어지면
발 받침대를
사용하는 게 좋다

안정감이 있는 받침대나
사다리를 사용하면 안전
하게 작업할 수 있다.

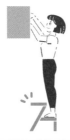

**꿀
팁**

까치발 서기로
코어 근육 단련!

발레리나처럼 까치발을 들
고 서면 복근(코어 근육)을
확실하게 쓸 수 있어 코어
근육 단련에 도움이 된다.
틈틈이 까치발 서기를 실천
해보자.

PART 8

지치지 않는 생활 습관

지치지 않는다

다리와 몸통이 만나는
지점에서부터 숙인다.
이때 등은 똑바로 편다.

지치지 않는다

무릎을 굽히고
허리는 낮춘다.

지치지 않는다

다리를 살짝 벌리면 편하다.

지치지 않는다

세안할 때는 등을 쫙 편다

세안하는 자세를 점검하자

세안할 때 무릎을 굽히지 않고 고개만 숙이면
등과 허리가 튀어나온다. 매일 이런 자세로 세
안을 하면 요통이 생길 수 있으니 주의하자.

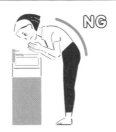

NG

지치지 않는 생활 습관

TV를 보면서 하는 리셋 체조

밤에 TV를 시청하는 시간은 그날의 피로를 풀고 재충전할 기회다. 편하게 누워서 다리 피로를 풀고 코어 근육도 단련하자.

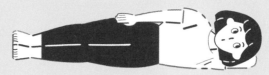

❶ 옆으로 누워 몸을 똑바로 세운다. 이때 팔뚝으로 머리를 받친다.

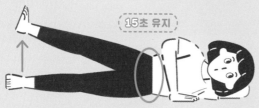

15초 유지

❷ 한쪽 다리를 들고 15초간 유지한다. 이때 발꿈치에 힘을 주어 멀리 밀어낸다. 반대쪽도 똑같이 반복한다.

움직이기 쉬운 복장

집안일을 할 때는 움직임을 방해하지 않는 편한 옷을 입어야 한다. 고무줄 바지나 잘 늘어나는 소재를 추천한다.

욕실 청소는 목욕을 끝내고!

허리를 숙이고 욕조 바깥에서 안쪽까지 구석구석 청소하다 보면 몸에 무리가 가기 쉽다. 욕조를 청소할 때는 욕조 안으로 들어가 허리를 확실하게 낮추고 청소하는 게 좋다. 그리고 목욕 후에는 뜨거운 김 덕분에 청소가 쉽다. 욕실에 들어간 김에 청소를 하고 나오자.

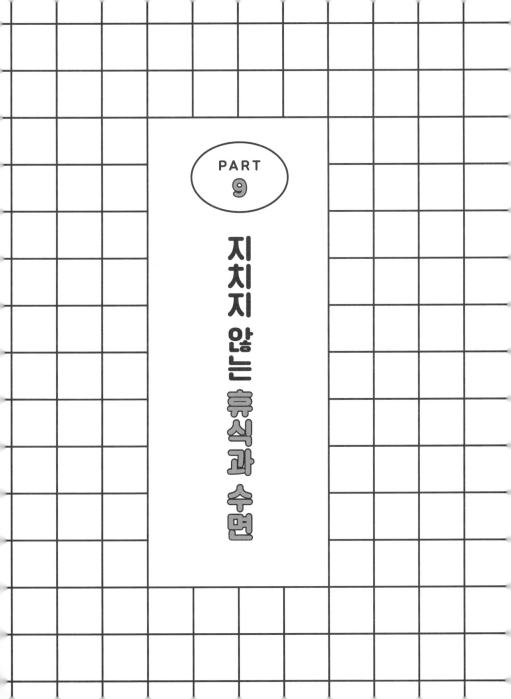

PART
9

지치지 않는 휴식과 수면

지치지 않는다

일어나기 전에 기지개부터 켠다

지친다

아침에 눈을 뜨자마자 벌떡 일어난다

항상 아슬아슬하게 일어나네.

지치지 않는다

팔다리를 쭉 뻗어 자는 동안 움츠러들었던 몸을 깨운다.

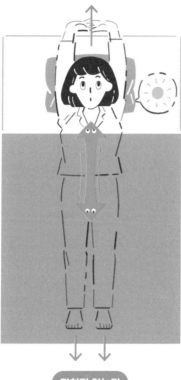

지치지 않는다

몸에 기상 신호를 보낸다.

지치지 않는다

이보다 더 좋을 수 없는
'기상 스트레칭'

시간이 있는 날은 등과 발바닥을 깨우는 스트레칭을 실천해보자.

STEP 1

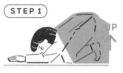

엎드린 자세에서 발뒤꿈치에 엉덩이를 올리고 발끝을 세운다.

STEP 2

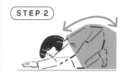

양팔을 앞으로 뻗으며 등을 시원하게 편다.

STEP 3

상반신을 일으켜 무릎을 꿇고 앉아 발끝을 세운다. 발꿈치를 움직이며 발바닥을 늘리면 잠자는 동안 굳은 발바닥을 풀 수 있다.

BACK

발끝을 세운다

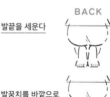

발꿈치를 바깥으로

발끝을 바깥으로

꿀팁

기상 스위치를 켜자!

자는 동안에는 이완된 상태를 만드는 부교감신경이 활성화되고 낮에는 활동을 위한 교감신경이 활성화된다. 아침에 기상 스트레칭을 하면 신경의 전환이 원활하게 일어난다. 활기차게 하루를 시작하고 싶다면 매일 아침 스트레칭을 습관화하자.

지치지 않는 휴식과 수면

지치지 않는다

옆으로 누워 한쪽 손을
가슴 앞에 놓는다.

지치지 않는다

다리만 내리고 침대를 손으로
누르며 몸을 일으킨다.

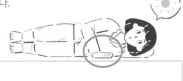

**지치지
않는다**

일어날 때는 옆을 보자

천장을 보며 바로 일어나는 자세는 금물!

바로 누운 자세에서 벌떡 일어나면 추간판(척
추의 뼈와 뼈 사이에 쿠션 역할을 하는 연골)에
부담을 준다. 요통이 있는 사람은 특히 피해야
하는 자세다.

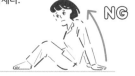

꿀팁

아침에 잘 일어나지
못하는 이유는?

알람시계를 쓰지 않고 자
연스럽게 잠에서 깨는 게
가장 좋다. 알람 소리를
듣고 급하게 일어나는 사
람은 수면 시간이 부족할
가능성이 있다. 침구와 침
실 환경(빛·온도)을 점검
해보자.

대박,
완전 달라!

지치지 않는 휴식과 수면

지친다

10분 이상 낮잠을 자면
밤 수면의 질이 떨어진다.

낮잠 중

지친다

10
분
이
상
낮
잠
을
잔
다

NG

지친다

수면 시간이 부족해지고
낮잠을 더 자게 만드는
악순환이 일어난다.

낮잠을 잔다면 최대 15분,
10분 이내로!

부족한 수면을 보충하기 위해 5~10분 정도
낮잠을 자는 것은 괜찮다. 하지만 그 이상 자
면 밤 수면을 방해하기 때문에 피하는 것이
좋다. 퇴근길 지하철 안에서 까무룩 조는 습
관도 가능하면 고치자.

꿀팁

식후 깜빡 졸음은 위험!

식후에 바로 누우면 식도 점
막에 자극을 주거나 궤양이
생길 수 있다. 또 역류성 식도
염이 생길 수 있으므로 조심
해야 한다. 점심을 먹고 잠깐
낮잠을 자고 싶을 때는 식후
10분가량 걸으면서 가볍게
몸을 움직여 소화를 시키고
나서 자는 것이 좋다.

PART 9

지치지 않는 휴식과 수면

지치지 않는다

마사지로 머리를 쿨다운 한 뒤 잠자리에 든다

지친다

말똥말똥한 상태로 잠자리에 든다

흥분해서 잠이 오지 않아!

지치지 않는다

'백회(百會)'라는 혈 자리를 풀어주면
잠이 솔솔 온다.

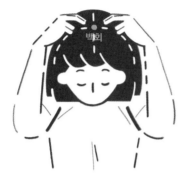

지치지 않는다

피곤하면 뭉치기 쉬운
귀 위쪽 측두엽 두피를 마사지한다.

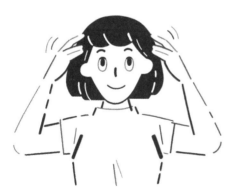

귓불 마사지

귀에는 몸과 연결되어있는 혈 자리
가 촘촘하게 모여있다. 천천히 호
흡하며 귓불을 부드럽게 잡아당기
면 몸이 이완되어 푹 잘 수 있다.

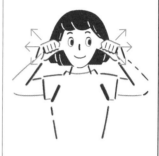

콧방울 옆을 누르면
잠이 잘 온다

콧방울 양옆에 있는 '영향(迎香)'
혈 자리를 부드럽게 눌러 자극한
다. 코가 뚫려 잘 때 호흡의 질이 높
아진다.

PUSH

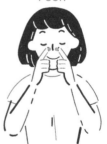

지치지 않는 휴식과 수면

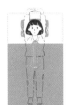

지치지 않는다

이불을 덮고 나서 팔다리를 쭉 뻗는다.

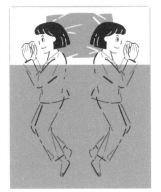

지치지 않는다

좌우로 번갈아 가며 눕는다.

지치지 않는다

몸이 움직임을 기억해 자는 동안 자연스럽게 움직인다.

**지치지
않는다**

뒤척이는 연습을 한다

잠자리에 들기 전에

잘 뒤척이는 것이 숙면의 비결!

잠자리에서 뒤척이는 동작은 수면의 질을 올리는 역할을 한다. 잠자리에서 어떻게 뒤척였는지에 따라 수면의 질이 달라진다.

잠자리 뒤척거림의 장점

- 비뚤어진 골격을 제자리로 돌려놓는다.
- 몸이 틀어지지 않도록 예방해준다.
- 뭉친 근육을 풀어준다.
- 혈액과 림프 순환을 개선해 노폐물 배출을 촉진한다.

NG

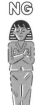

꿀팁 꼼짝도 하지 않고 죽은 듯이 자면 더 피곤하다

밤새 한 번도 뒤척거리지 않고 자면 일어날 때 삭신이 쑤시는 느낌이 든다. 성인은 하룻밤에 20~30번 정도 뒤척거리는 것이 좋다. 자유롭게 뒤척일 수 있는 침실 환경과 침구를 선택하자.

지치지 않는 휴식과 수면

지치지 않는다

불을 끄고 이부자리에 들어가
긴장한 곳이 없는지 점검한다.

지치지 않는다

무심코 힘을 주고 있는
부분이 있다면 힘을 뺀다.

힘 빼는 방법을 모르겠다면?

좀처럼 힘을 빼지 못하거나 어디가
긴장했는지 모르겠다면 몸에 힘을
꽉 주었다가 풀면 자연스럽게 힘을
뺄 수 있다. 힘을 빼면 수면 중에 자
연스럽게 뒤척일 수 있어 수면의
질이 높아진다.

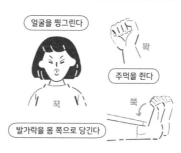

얼굴을 찡그린다

주먹을 쥔다 꽉

꾹

발가락을 몸 쪽으로 당긴다 쭉

지치지 않는 휴식과 수면

지치지 않는다

딱딱한 이부자리에서 잔다

지친다

푹신푹신한 침대에서 잔다

딱딱한 침구가
의외로 더 편하다.
자고 일어나면 개운하다!

OK

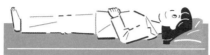

지치지 않는다

딱딱한 침구는 자유롭게
뒤척일 수 있어 수면의 질 UP!

NG

지친다

푹신푹신한 침구는
몸이 가라앉아 뒤척이기 힘들다.

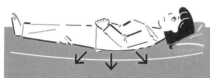

'맨바닥에 이불'이 최고의 조합!

침구는 딱딱한 바닥이 느껴질 정도의 두
께가 자는 동안 뒤척거리기 좋고 몸을
뻗기 좋다. 그래야 등뼈가 바로잡힌다.

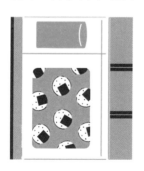

몸에 좋은 침대는?

	침대 프레임	매트리스
GOOD	프레임이 견고한 평상형 제품 갈비뼈 프레임 제품	딱딱하다 가라앉지 않는다
BAD	프레임이 엉성한 제품 프레임이 없는 제품 소파 침대 등	부드럽다 가라앉는다

꿀팁 3개월에 한 번은 매트리스 위치를 바꾸자

매트리스의 스프링은 서서히 탄성이 떨어진다. 3개월에 한 번씩 좌우를 바꾸고 뒤집어야 변형을 막을 수
있고 탄성도 오래 유지할 수 있다.

지치지 않는 휴식과 수면

지치지 않는다

베개로 **목을** 받친다

지친다

베개로 머리를 받친다

베개는 머리를 얹는
곳이라고 생각했는데….

지치지 않는다

바로 누울 때는 가운데가 움푹 들어간 곳에
머리를 두고 목은 높게 받친다.

지치지 않는다

옆으로 누울 때는 베개 양 끝 높은 부분에 목을 받친다.

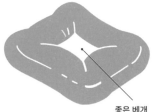

좋은 베개
가운데가 움푹 들어간 모양

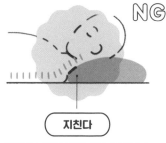

NG

지친다
베개로 머리를 받쳐 목이 굽어있다.

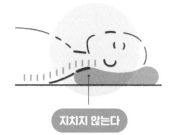

지치지 않는다
베개로 목을 받치고 있다.

옆으로 누울 때는
어깨와 귀의 선을 맞춘다

척추가 똑바로 펴지도록 어깨와
귀의 선을 맞추는 게 좋다.

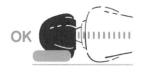

OK

수건을 말아서 목을 받치는 방법

뒤척일 때 바로 누웠을 때 뒤척일 때

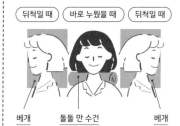

베개 돌돌 만 수건 베개

베개 두 개와 수건이 있
으면 목을 제대로 받칠
수 있다. 여행지 숙소에
서 활용해보자.

꿀팁 굳이 맞춤 베개를 살 필요는 없다

개인의 목 상태에 맞춰준다는 형상 기억형 베개를 주문하는 이들이 많은데 잘못하면 안 좋은 상태로 목이
굳어질 수 있다. 골격 위치에 맞게 잘 선택하면 기성 제품으로도 충분하다.

지치지 않는 휴식과 수면

엎드려서 책 보지 않기

엎드려서 상반신만 들고 책을 읽는 자세는 허리에 부담을 많이 주기 때문에 피해야 한다.

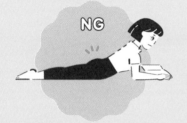

침실에서 휴대폰 사용은 금물!

침대에서 베개에 기대 휴대폰을 보는 습관은 골격과 눈에 부담을 준다. 그리고 숙면을 위해 침실에는 휴대폰을 가지고 들어가지 않는 게 좋다.

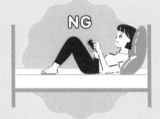

주 단위로 리듬 만들기

월요일 아침을 최상의 컨디션으로 시작하려면 금요일 밤부터 리듬을 바로잡아야 한다. 불타는 금요일은 적당히 즐기고 일요일 저녁에는 일찌감치 잠자리에 들자.

주말에 몰아 자는 습관은 금물!

주말에 몰아 자서 피로를 푸는 습관은 수면 리듬을 흐트러지게 만들어 컨디션을 악화시키는 지름길이다. 평소보다 한 시간가량 늦게 일어나는 정도가 적당하다. 그래도 피로가 남아있으면 점심을 먹고 잠깐 걸은 후 한 시간가량 낮잠을 자자.

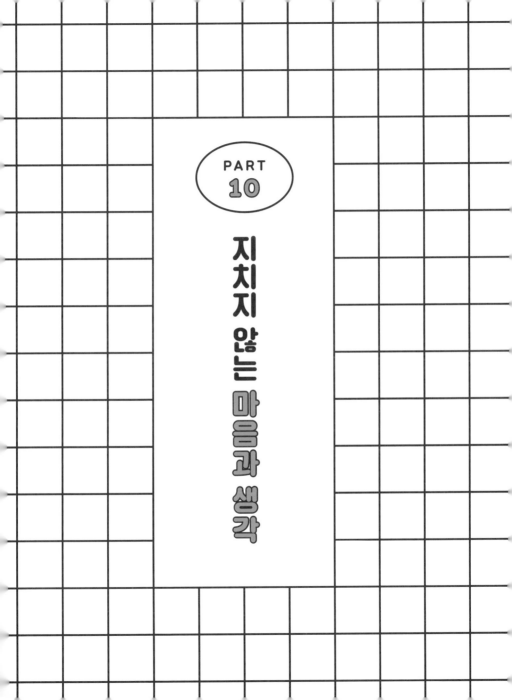

PART
10

지치지 않는 마음과 생각

지치지 않는 마음과 생각

지치지 않는다

우울할수록 가슴을 활짝 편다

자세는 마음을
비추는 거울!

지친다

우울하면 등을 굽히고
고개를 숙인다

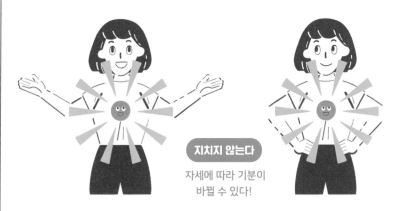

지치지 않는다

양손을 옆으로 벌리고 가슴을 편다.

지치지 않는다

허리에 손을 얹어도 좋다.

지치지 않는다

자세에 따라 기분이
바뀔 수 있다!

가슴 가운데 감정을 다스리는 급소가 있다

감정을 제대로 발산하지 못하면 가슴 가운데 있는 복장뼈 주변('하트 차크라'라고 부르는 부위)이 긴장한다. 이 부위가 긴장하면 어깨와 목도 같이 긴장하게 된다. 마음이 답답할 때는 가슴을 활짝 펴보자.

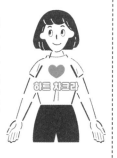

호흡의 깊이와 기분은 연결되어 있다!

가슴 주위를 열면 호흡을 깊게 할 수 있다. 호흡이 깊어지면 머리가 맑아지고 기분도 밝아진다. 반대로 등이 구부정하면 호흡이 얕아지고 기분도 울적해진다. 문득 한숨을 내쉬고 싶다면 등을 쫙 펴고 천천히 호흡해보자.

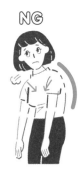

스트레스 호르몬이
야금야금 늘어나는 자세!

꿀팁

2분 동안만 가슴을 활짝 펴면 긍정적인 기운이 샘솟는다!
실험에 따르면 양손을 벌리고 가슴을 펴는 자세를 2분간 유지하면 항스트레스 호르몬이 20% 늘어나 긍정적인 감정이 솟아난다고 한다. 자세가 뇌 상태에 영향을 준다는 사실이 과학으로도 증명되고 있다.
_에이미 커디(Amy Cuddy) 「Presence: Bringing Your Boldest Self to Your Biggest Challenges」

지치지 않는 마음과 생각

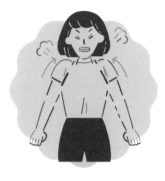

NG

지친다

화가 나면 어깨에
힘이 들어가고
마음도 까칠해진다!

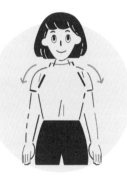

OK

지치지 않는다

어깨를 내리면
힘이 빠지며
화도 잦아든다.

지치지 않는다

불안하거나 초조할 때 어깨를 내린다

'성난 어깨'를 풀면
평정심을 되찾을 수 있다

불쾌하고 화를 내고 싶은 순간이 찾아오면
무의식적으로 어깨와 등 근육이 긴장하면
서 말 그대로 '성난 어깨'가 된다. 화가 치
밀어 오르면 일단 기지개를 켜서 등을 쭉
펴고 어깨 힘을 빼면 쉽게 평정심을 되찾을
수 있다. 내쉬는 호흡에 집중(33쪽)하는
방법도 추천한다.

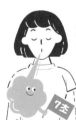

스트레스를
받을 때는 숨을
천천히 내쉰다.

7초

지치지 않는 마음과 생각

지치지 않는다

시선을 올리면
생각이 자연스럽게
밝아진다.

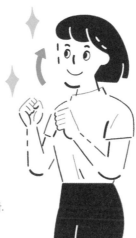

지치지 않는다

시야가 넓어져
긍정적인 사고를 할 수 있다.

눈높이는 기분과 연결되어 있다!

긍정적

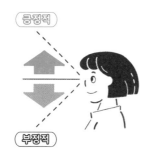

부정적

눈높이를 높이면 긍정적인 사고를,
내리면 부정적인 사고를 하기 쉽다.

꿀팁

술잔과 눈높이

술자리에서는 술잔에 따라 눈높이
가 달라지기 때문에 그에 따라 적절
하게 화제를 바꾸면 좋다.

청주

시선이 내려가기 쉬워 속내를 이야
기하게 된다.

맥주

눈높이로 건배해 현실적인 이야기
를 하기 쉽다.

와인

눈높이가 올라가 꿈을 이야기하는
상황에 어울린다.

지치지 않는 마음과 생각

지치지
않는다

웃으면 몸과 마음의 긴장이 풀린다

지치지 않는다

웃으면 마음뿐 아니라 근육도 풀리며 온몸이 이완된다.

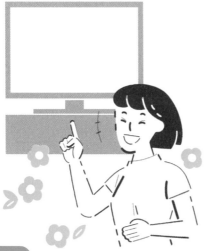

지치지 않는다

웃으면 혈액 순환이 좋아져 손발 끝까지 따뜻해진다.

미소가 절로 나오는 아이템을 모으자

좋아하는 코미디 프로그램이나 귀여운 동물, 깜찍한 캐릭터가 나오는 동영상 등, 엉겁결에 웃음이 나오게 만드는 아이템을 차곡차곡 모아두자. 심신이 지쳤을 때 모아둔 웃음 아이템을 보면 자연스럽게 미소를 되찾을 수 있다.

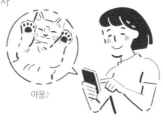

야옹♪

지치지 않는 마음과 생각

지치지 않는다

깡충깡충 뛰면 심박 수가 올라가고 기분도 좋아진다.

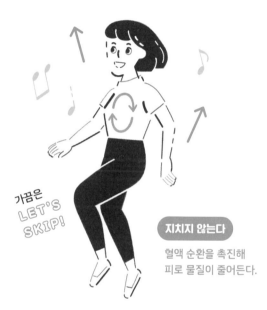

가끔은
LET'S
SKIP!

지치지 않는다

혈액 순환을 촉진해
피로 물질이 줄어든다.

심박 수를 올려 긍정적으로 사고하자!

심박 수가 올라가면 우리 몸 안에서 다음과 같은 반응이 일어난다.

심박 수 상승 → 교감신경이 활성화된다 →

뇌에 의욕 스위치가 딸깍 켜진다! →

긍정적인 사고를 할 수 있다

꿀팁

심박 수를 올리려면?

일상생활에서 심박 수를 올릴 기회는 많지 않다. 신속하게 심박 수를 올리려면 운동이 최고다. 폴짝폴짝 뛰는 정도의 가벼운 움직임이라도 좋으니 의식적으로 몸을 움직여보자.

지치지 않는 마음과 생각

생각도 기지개를 켜자

기지개로 자세를 바로잡듯 생각도 가볍게 기지개를 켜면 목표로 가는 지름길이 눈에 들어온다. 가끔은 주위에서 놀랄 정도로 틀을 벗어나 보는 건 어떨까?

일단 자세부터 점검하자

무언가에 막혀 답답할 때는 일단 자세를 점검해보자. 자세가 좋아지면 문제와 마주할 에너지가 자연스럽게 솟아난다.

꿈을 말하자

인간의 뇌는 성공 가능성이 보이는 일에만 자원을 투자한다. 처음부터 안 된다고 단정 짓지 말고 '하고 싶은 일'은 당당히 하고 싶다고 말해보자. 그것이 현실에서 꿈을 이루는 첫걸음이다.

친절의 선순환

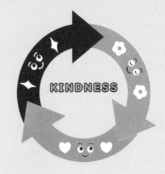

몸과 마음이 지치지 않고 활기찬 상태가 되면 다른 사람에게 친절을 베풀 여유가 생겨난다. 그러면 마음의 결핍이 채워지고 피로도 사라진다. 친절의 선순환을 삶의 목표로 삼아보자.

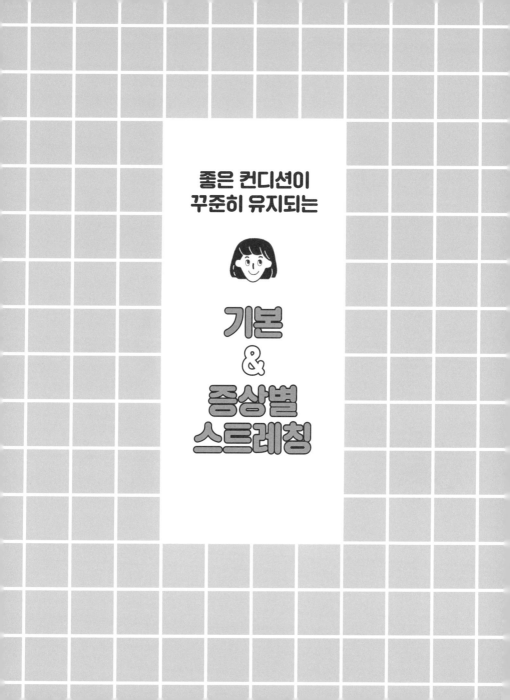

좋은 컨디션이
꾸준히 유지되는

기본
&
증상별
스트레칭

기본 스트레칭

좋은 컨디션을 유지하기 위한 세 가지 기본 스트레칭
피곤할 때나 기분 전환이 필요할 때 언제든 OK.
증상별 스트레칭은 기본 스트레칭 후에 시행하면 훨씬 효과적이다.

기본 1 기지개 스트레칭

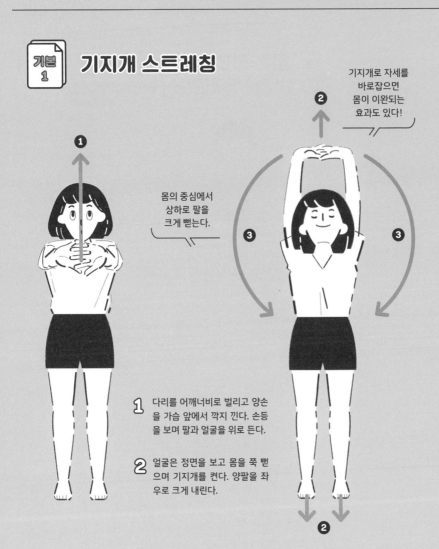

기지개로 자세를 바로잡으면 몸이 이완되는 효과도 있다!

몸의 중심에서 상하로 팔을 크게 뻗는다.

1 다리를 어깨너비로 벌리고 양손을 가슴 앞에서 깍지 낀다. 손등을 보며 팔과 얼굴을 위로 든다.

2 얼굴은 정면을 보고 몸을 쭉 뻗으며 기지개를 켠다. 양팔을 좌우로 크게 내린다.

엉덩 관절 스트레칭

좌우 각 2회

왼쪽 무릎을 바닥에 대고 오른쪽 무릎은 세우고 등을 곧게 편다. 그대로 중심을 앞으로 이동하며 허리를 낮춘다. 올라올 때는 숨을 들이마시며 왼손을 똑바로 들어 올린다. 반대쪽도 똑같이 반복한다.

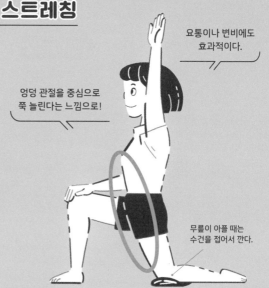

요통이나 변비에도 효과적이다.

엉덩 관절을 중심으로 쭉 늘린다는 느낌으로!

무릎이 아플 때는 수건을 접어서 깐다.

의자 스트레칭

좌우 각 2회

의자 앞쪽에 걸터앉아 왼쪽 다리를 똑바로 펴고 상반신을 앞으로 살짝 숙인다. 발목이 직각이 되도록 발바닥을 든다. 오른쪽 무릎은 직각으로 굽힌다. 반대쪽도 반복한다.

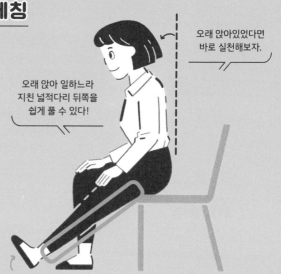

오래 앉아있었다면 바로 실천해보자.

오래 앉아 일하느라 지친 넓적다리 뒤쪽을 쉽게 풀 수 있다!

증상 1 어깨 결림 | 어깨부터 등 주변까지 풀 수 있는 스트레칭 어깨가 결리거나 사무직으로 일하는 사람에게 추천한다! | **3회**

사무실에서 앉은 채로 해도 OK!

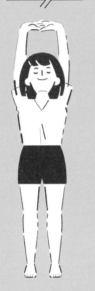

1 기지개 스트레칭을 하고 바른 자세로 선다.

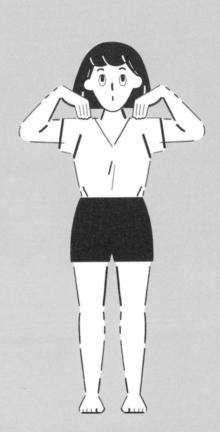

2 양손을 어깨에 올린다.

숨을 자연스럽게 쉰다.

빗장뼈(쇄골)도
확실하게 움직인다.

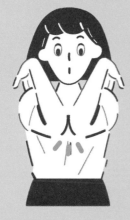

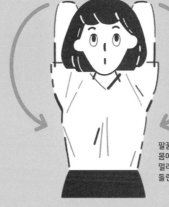

팔꿈치를
몸에서 최대한
멀리 보내며
돌린다.

③ 어깨에 손을 올리고 양쪽
팔꿈치를 몸 정면에서 붙인다.

④ 크게 원을 그리듯 위에서 아래로
팔꿈치를 돌리고 ③의 상태로 되돌아온다.
아래에서 위도 같은 방법으로 한다.

BACK

어깨뼈를 확실하게
움직인다는 느낌으로!

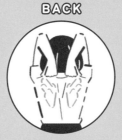

153

증상 2 요통 엉덩 관절 주위를 풀며 허리를 늘리는 스트레칭으로 피로를 푼다. 요통 예방에도 도움이 된다. **좌우 각 2회**

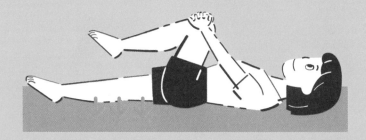

1 천장을 보고 바로 누워 왼쪽 무릎 위에서 깍지를 낀다. 오른쪽 다리는 바닥에 딱 붙인다.

허리 주변이 쭉 늘어나는 느낌으로!

30초 KEEP

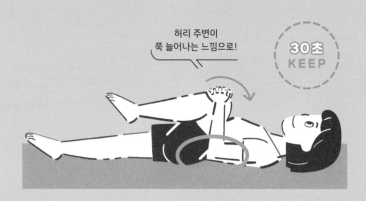

2 무릎을 가슴에 최대한 가깝게 붙인다는 느낌으로 30초 동안 잡아당긴다. 반대쪽도 같은 방법으로 한다.

증상 3 뻐근한 목 | 무거운 머리를 떠받치는 목은 가만히 있어도 피로가 쌓이기 쉬운 부위다. 뭉치지 않도록 틈틈이 움직여주자. | 좌우 각 3회

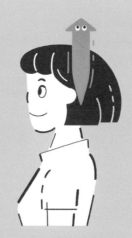

1 기지개 스트레칭을 하고 나서 귀 뒤를 끌어 올린다는 느낌으로 턱을 당긴다.

잘 돌아가지 않는 쪽은 더 많이 움직인다.

목은 뼈 일곱 개로 되어있다. 아래 순서대로 세심하게 움직인다.

왼쪽

오른쪽

어깨는 움직이지 않는다.

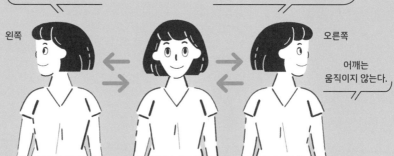

2 1의 자세에서 어깨는 움직이지 말고 목을 천천히 왼쪽으로 돌렸다가 제자리로 돌아온다. 오른쪽도 같은 방법으로 해본다.

155

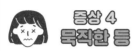 **증상 4 묵직한 등** | 등이 묵직한 느낌이 들면 등과 허리를 스트레칭해서 시원하게 풀어주자. 등의 피로를 예방하려면 평소 자세가 중요하다. | **1회**

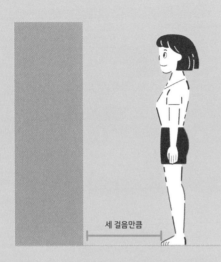

1 벽을 정면으로 보고 벽에서 세 걸음 떨어져 선다. 기지개 스트레칭으로 자세를 바로잡는다.

세 걸음만큼

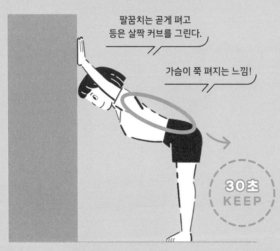

팔꿈치는 곧게 펴고 등은 살짝 커브를 그린다.

가슴이 쭉 펴지는 느낌!

2 양손을 머리보다 높게 벽에 대고 엉덩이를 뒤로 민다. 무릎은 살짝 굽힌다.

30초 KEEP

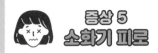 **증상 5 소화기 피로**

속이 더부룩하다면 등이나 가슴 근육에 원인이 있을 수도 있다. 등부터 배 주위를 시원하게 늘리는 스트레칭으로 답답한 속을 뚫어보자.

 1회

1 큼직한 목욕 수건을 돌돌 만다. 최대한 단단하게 만다.

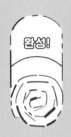

2 수건이 풀리지 않도록 끈으로 묶는다.

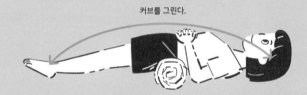

커브를 그린다.

3 천장을 보고 바로 누워 수건을 허리 아래에 넣는다.

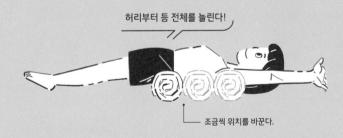

허리부터 등 전체를 늘린다!

조금씩 위치를 바꾼다.

4 팔을 머리 위로 올려 손을 깍지 낀다. 수건 위치를 위로 조금씩 이동해본다.

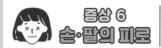

증상 6
손·팔의 피로

손과 팔은 컴퓨터 작업이나 휴대폰 사용 때문에 피로가 쌓이기 쉬운 부위다. 뭉치거나 저리기 전에 수시로 풀어주자.

1회

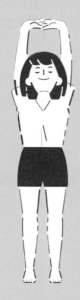

1 기지개 스트레칭으로 자세를 바로잡고 선다.

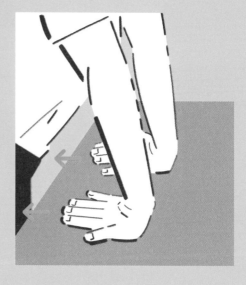

2 손끝을 자기 몸 쪽으로 향하게 놓고 손바닥을 책상 위에 딱 붙인다. 이때 가운뎃손가락은 평행하게 두어야 한다.

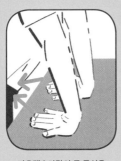

가운뎃손가락이 몸 중심을
향하도록 강하게 늘린다.

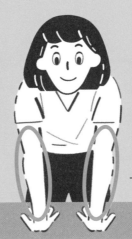

30초
KEEP

팔 뒤쪽이
쭉 늘어나는
느낌으로!

③ 팔꿈치를 중심으로 팔을 쭉 늘린다.

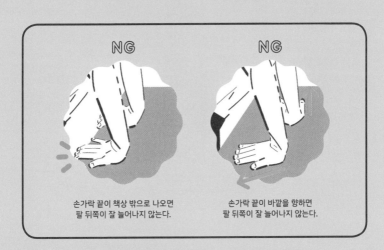

NG

NG

손가락 끝이 책상 밖으로 나오면
팔 뒤쪽이 잘 늘어나지 않는다.

손가락 끝이 바깥을 향하면
팔 뒤쪽이 잘 늘어나지 않는다.

증상 7 다리의 피로 | 붓거나 묵직하고 욱신거리는 다리의 피로를 풀고 싶다면 오늘부터 스트레칭! | **좌우 각 2회**

1 벽을 정면으로 보고 서서
기지개 스트레칭으로 자세를 바로잡는다.

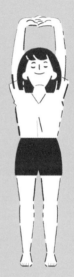

2 가슴 높이에서 양손을
벽에 대고 팔꿈치를
쭉 펼 수 있는 위치에 선다.

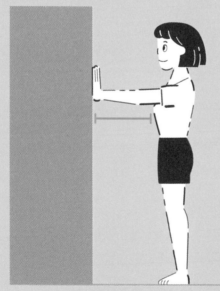

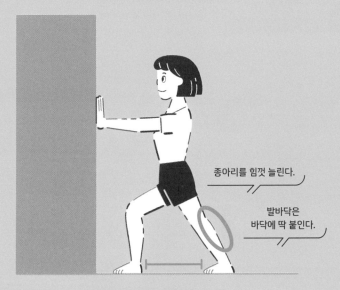

종아리를 힘껏 늘린다.

발바닥은
바닥에 딱 붙인다.

③ 다리를 앞뒤로 벌리고 앞쪽 무릎을 굽힌다.
뒤쪽 다리는 똑바로 편다.

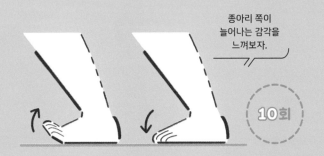

종아리 쪽이
늘어나는 감각을
느껴보자.

10회

④ 뒤쪽 다리의 발가락을 올렸다 내렸다 반복한다.
반대쪽도 똑같이 해본다.

증상 8
발바닥의 피로

발은 26개의 뼈로 이루어져 있다.
복잡한 골격을 풀 수 있도록 꼼지락꼼지락
움직이면 발바닥의 피로를 풀 수 있다.

좌우
각 1분간

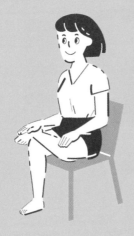

1 바른 자세로 의자에 앉아
등을 똑바로 펴고 한쪽 발목을
넓적다리 위에 얹는다.

2 발가락에 오른쪽 손가락을 끼워 꽉 쥔다.
왼손은 발등을 덮는다는 느낌으로 꽉 쥔다.

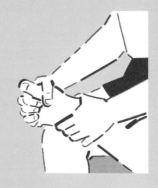

발 근육이 풀어지는
느낌을 즐기자.

3 오른손과 왼손을 각각 반대 방향으로 비튼다.
반대쪽도 똑같이 해본다.

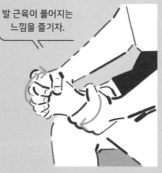

**증상 9
얼굴의 피로** 얼굴은 무의식적으로 힘을 주기 쉬운 부위다.
가끔 의식적으로 힘을 빼주어야 한다.
피부 상태와 안색 개선에도 도움이 된다. **5회**

1 얼굴을 힘껏 찡그린다.

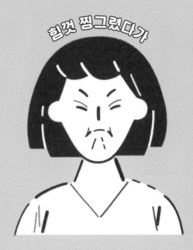

힘껏 찡그렸다가

2 눈을 크게 뜨고 입을 크게 벌린다.
얼굴을 활짝 편다는 느낌으로!

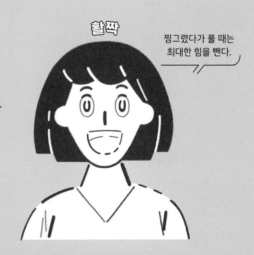

활짝

찡그렸다가 풀 때는
최대한 힘을 뺀다.

증상 10 눈의 피로 | 어깨나 허리처럼 눈 주위 근육도 뭉칠 수 있다. 틈틈이 눈 근육을 풀어주는 스트레칭을 해보자. | **1일 최소 1회**

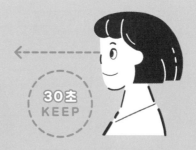

1 최대한 먼 곳의 한 지점을 30초 동안 집중해서 본다.

30초 KEEP

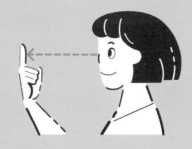

2 집게손가락을 얼굴 앞으로 내밀어 손끝에 초점을 맞춘다.

눈 근육 훈련에도 도움이 된다!

가까이 올수록 눈이 가운데로 모인다!

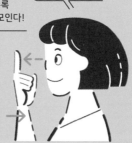

3 초점을 맞춘 채로 집게손가락을 눈 가까이 댄다. 1~3단계를 5회 실시한다.

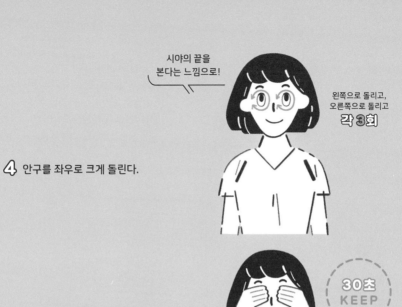

시야의 끝을
본다는 느낌으로!

왼쪽으로 돌리고,
오른쪽으로 돌리고
각❸회

4 안구를 좌우로 크게 돌린다.

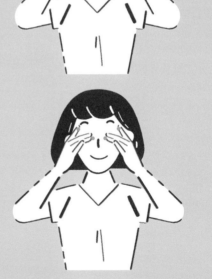

30초
KEEP

5 손바닥으로 눈을 가볍게 누른다.

6 눈자위와 관자놀이를
지그시 누르고 천천히 뗀다.
기분이 좋은 강도로 하는 게 좋다.

지치지 않는 몸을 만드는 바른 자세 수업

피곤하다면 자세 때문입니다

초판 1쇄 펴냄 2020년 8월 17일
　　 2쇄 펴냄 2020년 10월 16일

지은이 나카노 다카아키
옮긴이 서수지

펴낸이 고영은 박미숙
책임편집 김현정 | 디자인 이기희 김효진
마케팅 오상욱 선민영 | 경영지원 김은주

펴낸곳 뜨인돌출판(주) | 출판등록 1994.10.11.(제406-251002011000185호)
주소 10881 경기도 파주시 회동길 337-9
홈페이지 www.ddstone.com | 블로그 blog.naver.com/ddstone1994
페이스북 www.facebook.com/ddstone1994
대표전화 02-337-5252 | 팩스 031-947-5868

ISBN 978-89-5807-765-7 03510

이 도서의 국립중앙도서관 출판예정도서목록(CIP)은 서지정보유통지원시스템 홈페이지
(http://seoji.nl.go.kr)와 국가자료종합목록 구축시스템(http://kolis-net.nl.go.kr)에서
이용하실 수 있습니다. (CIP제어번호 : CIP2020030377)